医患沟通以问题为基础的教学手册

Problem Based Learning Cases of Doctor-Patient Communication

名誉主编　刘玉兰

主　　编　王晶桐

编　　者（按姓氏汉语拼音为序）

陈国栋　程　琳　高占成　郭　维　郭　阳　姜冠潮

李　佳　李　冉　李　晓　刘雅芬　沈　凯　汤小东

王建六　王晶桐　谢　菲　姚远洋　尹秀菊　朱继红

主编助理　付　瑶

北京大学医学出版社

YIHUAN GOUTONG YI WENTI WEI JICHU DE JIAOXUE SHOUCE

图书在版编目（CIP）数据

医患沟通以问题为基础的教学手册/王晶桐主编．—北京：北京大学医学出版社，2015.7

ISBN 978-7-5659-1135-4

Ⅰ．①医… Ⅱ．①王… Ⅲ．①医药卫生人员—人际关系学 Ⅳ．①R192

中国版本图书馆CIP数据核字（2015）第125653号

医患沟通以问题为基础的教学手册

主　　编：王晶桐
出版发行：北京大学医学出版社
地　　址：（100191）北京市海淀区学院路38号　北京大学医学部院内
电　　话：发行部 010-82802230；图书邮购 010-82802495
网　　址：http://www.pumpress.com.cn
E - mail：booksale@bjmu.edu.cn
印　　刷：北京佳信达欣艺术印刷有限公司
经　　销：新华书店
责任编辑：高　瑾　黄　越　　**责任校对**：金彤文　　**责任印制**：李　啸
开　　本：710mm×1000mm　1/16　　**印张**：8.25　　**字数**：146千字
版　　次：2015年7月第1版　2015年7月第1次印刷
书　　号：ISBN 978-7-5659-1135-4
定　　价：36.00元

本书由

北京大学医学科学出版基金

资助出版

序

——医患沟通精要

深知王晶桐教授热心医学教育，近日晶桐教授编纂《医患沟通以问题为基础的教学手册》，希冀提升初入临床的医师们的临床思维及沟通能力，今令我以浅薄之见赠其序言，不胜惶恐。思索多日未敢用墨，时限日近，焦虑日甚。然，为不负厚爱，以自己从医 30 年之历练经验，谈谈对医患沟通的理解，权作抛砖引玉，贻笑大方了。

医患沟通是人际沟通的一种特殊形式，即是医方和患方为医事而沟通，其又分为“正常”和“非正常”的医患沟通。所谓“正常”的医患沟通，意指如一切的临床活动需要的、医患双方为战胜病痛而达成共识或统一战线的过程。此为医者本分，假以时日，自当驾轻就熟。此时一般而言，业精第一，技巧第二，诚意再次之。如遇难题，在业精的同时，敢于担当则显得尤为重要。例如在适应证明确而禁忌证的提示同样强烈时如何取舍？退则机会全无，进则沟壑万千。在信息不对称的医患之间，医者的态度往往决定了沟通的结果。窃以为详尽评估获益/风险比，与患者及家属共同面对无论何种结果的发生是应有之义。虽然，此时这种想法有些乌托邦，但坚守些什么，总能让我们有所慰藉，有所升华。而另一种“非正常”的沟通，即由患方对医疗过程或结果不满而导致，此时坦诚第一，倾听第一，关心病患当下第一。其时遵循这些，就是掌握技巧了。如果一味巧言辞令，则是激化矛盾的开端。

当然，技巧是必需的，再好的想法也要通过适当的沟通技巧来表达。具体的技巧、方法，专业书籍已有详尽的描述，凝合多年临床经历，我仅从中提一些建议。

1. 沟通技巧的使用效果实际上是以使用者的综合素养为前提的。使用者的人文情怀，知识储备的厚度和广度，对世间百态的了解及理解程度，对沟通对象心态的揣摩，对患者经济、社会地位的判断，都在不同程度上决定着沟通的效果。所谓“功夫在盘外”就是这个道理。

2. 建立信任是沟通成功的第一步。如果我们通过对病患的一些基本信息的研读，如年龄、籍贯、职业，能够从病患所熟悉的领域聊起，必然事半功倍。

3. 换位思考。临床实践中我们很不愿意听到患者家属说，“假如这是你的XX人，你该如何”。但话糙理不糙。如果我们真的站在这个立场上，优先选择对病患最有利的方法，而不是我们最熟悉、最擅长的方法，在遵循指南的大前提下，给予更多个体化的选择，双方达成一致的机会自然就会多一些。

4. 倾听。临床医师工作繁重，时间有限，往往把沟通过程改造成单向的疾病教育课，对病患的诉求和担忧了解不够，使我们意欲节约的时间成本由于沟通不畅反而大大增加了。如果此时用一定的时间去倾听，则可针对情况解决问题，沟通的时间反而缩短，沟通的过程反而更加顺畅。

5. 注意语言表达。医学的高度专业化，使大部分患者无法理解我们所使用的专业术语。把这些艰涩难懂的术语，类比成我们日常生活中的常识性的事件，则可使病患更加容易理解和接受。

王晶桐教授多年奉献于临床、医学教育工作，在疑难病例讨论会上，总能以抽丝剥茧的细致、窥斑知豹的功力，以及灵活顺畅的思路、通俗易懂的语言折服现场同道。今日她把理论与实践紧密地结合起来，为大家献上一部临床沟通案例的教科书，我想必将使广大临床医师从中收获良多。在此，再次向此书的成功出版致以我最真诚的祝贺。并祝愿晶桐教授事业进步，一切安好！

朱继红2014年岁末　谨记

前　言

希波克拉底说过，医生有“三大法宝”，分别是语言、药物和手术刀。

医患沟通贯穿医疗行为始终，是建立医患信任、提高医疗质量的重要保证。良好的医患关系从医患沟通开始。

有效的医患沟通来源于对患者病情科学的分析与判断、沟通技巧及经验。对患者、家属的理解、同情，是真诚沟通、获得信任的因素之一。如果仅有先进的医疗设备，而在医疗行为中缺少满足患者知情权的医患沟通，不仅会影响医疗质量，甚至会导致医患纠纷。由此可见，重视医患沟通，能够进行有效医患沟通才能实现语言在医疗行为中的作用。

医患沟通正在成为医学教育的重要内容。

人与人之间的真诚有效沟通并非易事，而向患者及家属交代病情、告知坏消息更谈何容易。患者及家属大都没有医学背景，医生在告知诊疗过程、疾病可能结局时存在沟通障碍；疾病的痛苦甚至恶化导致的患者及家属的负面情绪给医患沟通带来灰色影响。还有，繁忙的医疗工作限制了医患沟通的时间，尤其是年轻医生尚未体会医患沟通的重要，不能在医患沟通上倾注足够的精力；沟通过程中语言、表情、动作的疏忽都会影响沟通的效果及医患信任的建立。因此，如何提高医学生的沟通能力是医学教育面临的挑战。

医患沟通的教育不同于单纯的医学知识和技能教育，需要真实情景的模拟和再现以提高教学效果。暴露医疗服务过程中医患接触真实瞬间的沟通问题能达到事半功倍的效果。为了培养医学生主动学习和有效进行临床医患沟通的思维和能力，《医患沟通以问题为基础的教学手册》将以问题为基础的教学方法（problem based learning，PBL）应用于临床医患沟通能力培训。PBL这种教学模式的优势在于将理论知识与临床实践相结合，融会贯通，目的是让医学生学会有效地运用自身的专业知识和良好、正确的语言表达能力建立有效的医患沟通，为患者提供更高质量的医疗服务，从身体和心理两方面治疗疾病。

本书提供的PBL教学材料，源于临床真实病例，大部分是纠纷实例，少部分是成功沟通案例。病例覆盖了不同临床专业的常见症状和疾病，以及急、危、重症等多种临床实景，再现了医患沟通中的难点，展示医患沟通中的常见问题，注重给予医学生正确的医患沟通思路和理念。本书探索并完善PBL这种教学方法在临床医学教育中的作用，展示真实病例的目的不在于强调疾病本身的专业知识，而在于建立有效医患沟通，提高医学生综合素质，树立人文精神的理念，为临床医学生提供培养临床沟通思维、提高实践水平、锻炼独自解决临床人际关系问题能力的学习机会。

王晶桐

2015年2月

目　录

第一章　急性胸痛、猝死

沟通不充分是造成医患误解和矛盾的常见原因。

患者男性，74 岁，主因“胸痛半小时”于 2012 年 5 月 16 日 20：50 急诊就诊。

现病史：患者就诊前半小时无明显诱因突发胸骨后疼痛，疼痛较为剧烈，持续不缓解，向背部放射，不伴发热，轻微咳嗽，偶有少量白黏痰，无喘憋，无恶心、呕吐，无腹痛、腹泻，大小便无异常，就诊于我院急诊。

既往史、个人史及家族史：高血压病史 10 余年（用药及血压控制情况不详）；冠心病病史 10 年，服用阿司匹林、丹参滴丸等治疗，近期无心绞痛发作；2 型糖尿病病史 5 年，饮食控制，平时未监测血糖；否认肝炎、结核病史，否认烟酒嗜好，家族史无特殊。

体格检查：血压（BP）为 145/70mmHg，心率（HR）为 55 次/分，血氧饱和度（SPO_2）为 97%，神清，双肺呼吸音清，未闻及干、湿啰音，心律齐，腹软，无反跳痛及肌紧张，肝、脾肋下未触及，肠鸣音 5 次/分，双下肢不肿。

- **家属询问：“大夫，我们家老爷子什么情况?”“病情严重吗?”**
- **医生回答：“可能是心梗（心肌梗死），先查查看吧。”**

问题 1：该病例的主要临床特点是什么？
问题 2：常见胸痛原因有哪些类型？致命性胸痛原因有哪些？
问题 3：急诊胸痛患者查体应注意什么？首先完善哪些检查？

沟通解答

问题 1：本例患者为老年男性，既往有高血压、糖尿病、冠心病等多种慢性疾病，本次因突发剧烈胸痛 30min 就诊，当时生命体征尚平稳，查体未发现特殊阳性体征。

问题 2：胸痛是临床常见症状，主要由胸部疾病所致，少数由其他疾病引起。各种化学、物理因素及刺激因子均可刺激胸部的感觉神经纤维产生痛觉冲动，并传至大脑皮质的痛觉中枢引起胸痛。常见原因有，胸壁疾病如带状疱疹、肋间神经炎、肋软骨炎等，心血管疾病如冠状动脉粥样硬化性心脏病（冠心病）、心肌病、急性心包炎、胸主动脉瘤（夹层动脉瘤）、肺栓塞等，呼吸系统疾病如胸膜炎、气胸、支气管肺癌等，纵隔疾病如纵隔炎、纵隔气肿、纵隔肿瘤等，其他疾病如过度通气综合征、食管炎、食管裂孔疝、膈下脓肿等。常见的急性、致命性胸痛的原因包括急性冠状动脉综合征、肺栓塞、主动脉夹层、张力性气胸等疾病。

问题 3：急诊胸痛患者应首先评估生命体征，剧烈胸痛不能除外主动脉夹层者应测量双侧上、下肢血压，查体重点为心胸部，除听诊心率、心律外，还要注意心界是否扩大，心音有无异常，各瓣膜听诊区是否有杂音；辅助检查尽快完善血常规、心电图、X 线胸片，怀疑急性冠状动脉综合征者应检查心肌酶，怀疑血管性疾病者应检查 *D*-二聚体（*D*-dimer），如监测脉搏血氧饱和度降低应行血气分析。

入院后完善血常规、急诊八项、弥散性血管内凝血（DIC）全项、心肌损伤标志物、心电图等相关检查。

检查结果如下：

血常规：白细胞（WBC）$12.25\times 10^9/L$，中性粒细胞（NE）84.1%，血红蛋白（Hb）126g/L，血小板（PLT）$224\times 10^9/L$。

尿常规：尿比重 1.025，尿糖+，余正常。

急诊八项：血尿素氮（BUN）10.2mmol/L，Na^+ 139.5mmol/L，血糖（Glu）10.3mmol/L，K^+ 3.56mmol/L，肌酐（CRE）98μmol/L，Cl^- 101.5mmol/L，Ca^{2+} 2.32mmol/L，CO_2 16.7mmol/L。

DIC 全项：凝血酶原时间（PT）11.2s，活化部分凝血活酶时间（APTT）28.4s，纤维蛋白原（FIB）487mg/dl，纤维蛋白降解产物（FDP）18.9μg/ml，*D*-二聚体>5000ng/ml。

心肌损伤标志物：肌钙蛋白 I（TnI）、肌红蛋白（Myo）、肌酸激酶-同工酶（CK-mb）均正常。

心电图（ECG）：窦性心律，电轴左偏，V_1～V_6 导联 T 波低平。

- **家属询问：“大夫，查了这么多，有什么结果吗？”**
- **医生回答：“有心肌缺血，还有一些炎症，先留急诊观察吧。”**

问题 4：目前为止，患者胸痛应考虑什么原因？应如何向家属交代？
问题 5：为明确诊断，还需进一步完善哪些检查？
问题 6：该患者留观期间应观察并监测哪些症状、体征？
问题 7：该患者留观期间医生应如何与家属沟通？

沟通解答

问题 4：患者初步检查结果可见血常规白细胞总数及中性粒细胞分类升高，应考虑炎症，结合患者有咳嗽、咳痰症状，因注意除外呼吸系统感染；患者既往有冠心病病史，入院检查 ECG 有 V_1～V_6 导联 T 波低平，不能除外心肌缺血，应动态观察心电图变化，因患者胸痛发作至检查心肌酶时间不足 6h，TnI 正常亦不能除外急性心肌梗死；患者 DIC 全项检查中，*D*-二聚体异常升高，此检查提示继发性纤维蛋白溶解亢进，常见于血栓性疾病、高凝状态、DIC 等，应注意除外急性心肌梗死、主动脉夹层、急性肺栓塞等疾病。

问题 5：为进一步明确诊断，应完善胸片，动态观察心电图及心肌酶变化，有条件的医院可行急诊超声心动图检查了解心脏及主动脉情况，测量肺动脉压。

问题 6：患者在留观期间应重点观察胸痛的性质、位置、程度有无变化，疼痛有无放射，是否出现发热、呼吸困难、恶心呕吐、腹痛等其他伴随症状，给予药物治疗后要随时观察治疗是否有效。

问题 7：本例患者为老年男性，基础疾病较多，因突发剧烈胸痛就诊，属于高危患者，在急诊留观过程中应予以高度重视。在初始交代病情时应该对患者及家属就胸痛的可能原因及后果进行宣教，让他们理解诊断可能要花一些时间，甚至可能会走弯路；同时要强调患者会始终处于严密的医疗观察下，医生会及时调整诊断和治疗方案，使家属既对病情的严重程度有所了解，又对医生的诊疗活动有信心，从而更好地配合。

患者留观至次日凌晨 1：00（就诊后约 5h）仍诉胸痛，测量双上肢血压均为 130/60mmHg，予丹参、单硝酸异山梨酯改善心脏供血，头孢曲松钠抗感染等治疗 4h 后胸痛无明显改善。上级医生查房看过患者病情后建议患者至放射科行X线胸片检查。

患者到放射科进行胸片检查后回到急诊留观，如厕大便后站起时头晕，随即摔倒在地，无意识丧失，恶心、呕吐1次，呕吐物为胃内容物，量多，无咖啡色液体。患者诉胸痛稍有减轻，但出现较剧烈的上腹痛。

医生再次查体，患者诉腹痛，生命体征见BP 92/73mmHg，HR 88次/分，呼吸（R）17次/分，SPO_2 100%。患者神志清楚，双肺呼吸音低，心律齐，腹软，剑突下压痛阳性，右下腹压痛可疑阳性，双下肢不肿。将患者转移至抢救室，给予静脉补液后患者头晕症状好转。在抢救室期间2次复查心电图及心肌损伤标志物无动态变化，胸片报告（见图1-1）可见①双肺陈旧肺结核，左肺野少许活动性病变不除外，请结合临床并随诊；②左侧后膈角模糊，应鉴别左侧胸膜肥厚与少量胸腔积液。

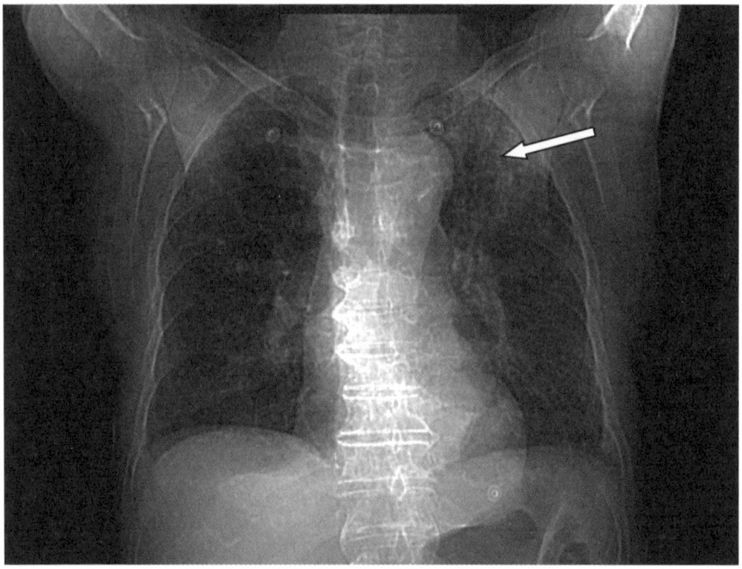

图1-1 胸片

- **家属询问："为什么治疗无效？患者为什么会晕倒？医生是否误诊？"**

问题8：患者出现突发病情变化时医生应该如何处理？
问题9：家属情绪激动、质疑医生诊断时应该如何向家属解释？
问题10：根据患者目前病情变化，请再次进行诊断及鉴别诊断，为明确诊断该患者应进一步进行哪些检查？

沟通解答

问题 8：在抢救患者时，医生首先要保持冷静，判断生命体征，如需要心肺复苏应迅速启动复苏流程，不需复苏者可完善心电图、血糖、血气分析等有助于判断病情的基本检查。对于没有足够把握处理的患者，低年资医生应在果断完成基本检查的同时尽快联系上级医生到场查看患者。如现场有多名医护人员则应分工协作，保证抢救有序进行。患者情况及处理均应随时记录，抢救结束后立即完善抢救记录，病历（包括与家属沟通的知情同意书等书面记录）应妥善保管。

问题 9：面对家属质疑，医生应特别注意调整自己的心态及与家属沟通的语气，要站在家属的角度，体谅家属的心情，避免针锋相对，从而加重矛盾乃至发展到肢体冲突。沟通过程中要用较为通俗的语言向家属解释患者的病情，尽量避免使用专业的医学术语，一些形象生动的比喻往往可以起到事半功倍的效果。

问题 10：本例患者经过抗感染、改善心肌供血治疗后症状无好转，在改变体位后出现低血压、呕吐，同时疼痛的部位扩展至腹部，查体亦有相应体征，应主要鉴别主动脉夹层。为明确诊断，应在尽可能保证患者安全的情况下进行胸部增强计算机化断层显像（CT）检查。

---

5 月 17 日晨 8：00（就诊后约 11h）查房时患者胸痛和腹痛明显减轻，生命体征平稳，BP 101/77mmHg，HR 82 次/分。在医生的陪同下，患者至 CT 室行胸部增强 CT 检查。9：15 返回急诊抢救室。10：00 放射科口头报告胸部增强 CT 未发现危重病变。鉴于患者胸痛缓解，生命体征平稳（10：00 查 BP119/76mmHg，HR79 次/分），反复检查心电图、心肌损伤标志物均未见明显异常，胸部增强 CT 未发现危重病变；根据患者胸片报告提示患者“双肺陈旧肺结核，部分活动性病变不除外”，医师告知家属，不能除外结核的诊断。

- **家属询问：“为何一会儿说心梗，一会儿说肺炎要用抗生素，一会儿说可能是肺结核？”“你们到底能不能治疗？我们要去其他医院。”**

问题 11：患者胸片考虑结核病后医生应该如何处理？

问题 12：医生应如何判读放射科胸部 CT 的口头报告？

问题 13：家属要求转院时医生应向家属交代哪些问题？

沟通解答

问题 11：肺结核属于《中华人民共和国传染病防治法》（以下简称为《传染病防治法》）中所列的乙类传染病。对于拟诊传染病的患者，医护人员首先要做好自身及家属的防护工作，进行适当的消毒隔离，在《传染病防治法》规定的时间内进行报告，同时注意保护患者隐私，不要因疾病的传染性而对患者退避三舍或不闻不问、相互推诿，更不能歧视患者。对于同时存在的系统性疾病，在患者留院期间，应给予积极治疗。

问题 12：在临床工作中，所有的“辅助检查”结果，对于疾病的诊断和治疗都只是“辅助”，正如我们在放射科胸片报告中所见，应“结合临床并随诊”。收到口头报告时，临床医生应尽可能亲自阅片，即便是正式报告，也应根据病情做出综合判断，如果与临床情况不符，应及时与相关科室沟通，必要时复查。

问题 13：患者胸片报告为“双肺陈旧肺结核，左肺野少许活动性病变不除外”，这并不是一个非常确定的诊断，虽然肺结核属于传染性疾病，应在指定医院接受治疗，但对于该患者而言，患者胸痛的病因尚不明确，且病情危重，不建议在此时转院。如家属坚持要转到其他医院治疗，不能笼统说转院途中有风险，一定要明确告知有猝死可能，坚持转院所致的一切后果需由家属承担，并需要由患者授权的直系家属签署知情同意书。

上午 10：30 在抢救室等候救护车时，应家属要求，先行撤除患者的心电监测设备，但仍维持吸氧和静脉输液。10：50 患者突然出现意识丧失、呼吸停止，心音听不到，瞳孔散大、固定。立即进行胸外按压、开放气道、吸氧、心电监测，行心电图检查示室性逸搏。图形持续胸外按压，并予吸氧，简易呼吸器辅助通气。此后立即行气管插管并呼吸机辅助呼吸。持续行心电图检查示室性逸搏，图形逐渐变为直线。先后予阿托品、肾上腺素、多巴胺等药物抢救。至 2012 年 5 月 17 日上午 11：40，患者心率、呼吸未恢复，心电图呈直线，抢救无效，宣布临床死亡。

2012 年 5 月 18 日，放射科出具患者胸部增强 CT（见图 1-2）报告，提示降主动脉夹层动脉瘤，纵隔、心包少量积液，胸腔积液，腹水；慢性支气管炎，肺气肿，左上肺陈旧肺结核，双下肺膨胀不全，未见明显肺栓塞征象。

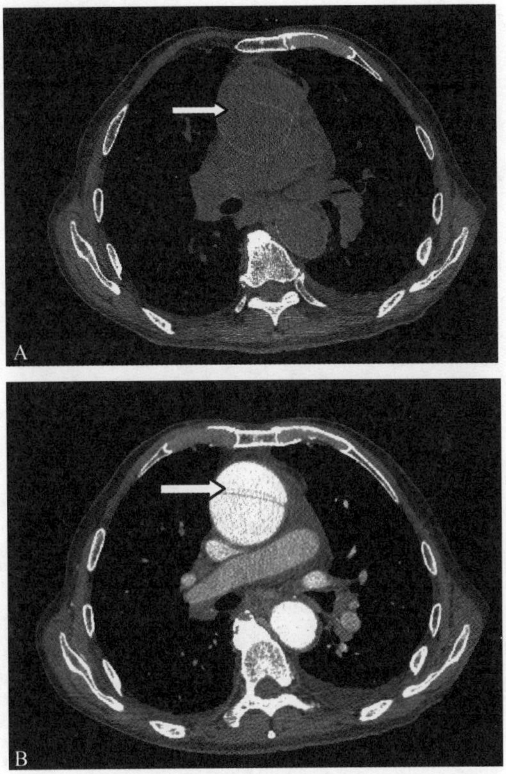

图 1-2　胸部 CT

A 和 B 分别为胸部 CT 平扫和胸部 CT 增强影像，可见降主动脉夹层动脉瘤（白色箭头所示），纵隔、心包少量积液

病例点评

该病例患者为老年男性，急性病程，突发胸痛，既往有高血压、糖尿病、冠心病等多种慢性疾病病史等危险因素，心电图出现 T 波改变，在等待实验室检查等检查结果期间，给予单硝酸异山梨酯等针对冠心病的治疗是合理的。血常规示白细胞增高后，即予抗生素治疗。老年人肺部感染，症状体征以及胸片表现可不一致，越早应用抗生素，效果越好，生存率越高，不因等待胸片报告而延误抗感染治疗的处置是正确的。该患者通过查体、胸片、多次复查心电图以及心肌损伤

标志物，不支持急性冠状动脉综合征、肺栓塞和气胸的诊断。由此应该重点考虑是否为主动脉夹层。

主动脉夹层是一种少见的急症，症状、体征表现多样，诊断困难且易发生漏诊和误诊，预后凶险。国外报道，回顾已经确诊主动脉夹层的病例，初诊时38%的患者发生漏诊或误诊，28%的患者是在尸检后才做出诊断的。预后凶险表现在发病后24h内每小时死亡率为2%，升主动脉夹层死亡率在最初7天最高，内科治疗者死亡率为58%，死因中主动脉破裂和心脏压塞占46%。及时诊断的关键是临床诊断时考虑到该病的可能。目前，胸部增强CT检查被誉为诊断主动脉夹层的“金标准”。

患者以胸痛就诊，有高血压病史，留观后虽测量双上肢的血压均一致，但这不足以排除主动脉夹层的可能。胸片检查后患者头晕摔倒而送至抢救室。当时诊断为“胸痛待查（急性冠状动脉综合征？主动脉夹层？肺栓塞?）”，说明医生已经考虑到了主动脉夹层的可能。胸部增强CT检查的目的，就是为了发现主动脉夹层和肺栓塞等大血管急症。CT口头报告未发现危重病变，似乎可以排除主动脉夹层，但最后恰恰是主动脉夹层造成了患者的死亡。如何提高CT口头报告的可信度虽然不是本章讨论的内容，但显而易见的是，如果主诊医生具有一定的阅片能力且亲自看过CT图像，或可避免漏诊的发生。

患者没有结核病暴露史，也没有结核中毒症状，仅胸片结果提示“不能除外活动性病变”不足以作为诊断和转院治疗的依据。而且“结核病”的诊断不能够解释患者持续数小时的剧烈胸痛，也不能解释显著升高的*D*-二聚体水平。如果要鉴别是否有结核病，应该进一步行相应的病原学检查。

沟通不充分是造成医患误解和矛盾的常见原因。有效的沟通可以在很大程度上赢得患者及患者家属的理解，争取他们对诊疗活动的配合，减轻甚至消除诊疗差错造成的矛盾。在本病例中，虽然因为患者临床表现不典型，辅助检查不准确给诊断造成了困难，但缺乏有效的医患交流、沟通不顺畅直接造成了家属困惑、怀疑和不信任，最终导致了医患纠纷的发生。

在初诊时，医生没有告知患者及其家属因为患者高龄、病情复杂，诊断较困难，可能需要进行较多检查及较长时间，而是只给出了一个“心肌梗死”的大致诊断，让患者及家属形成了错误的第一印象，此为医生与患者及其家属对于病情沟通不充分造成的。这样的沟通结果导致的后果是，如果此后的检查结果不符合这个印象，或治疗不能达到预期目的，就会让家属对医生的诊疗过程产生怀疑。在做出留观的决定时，医生没有向家属交代留观到底要观察什么，在患者病情出现变化时，没有及时解释可能的原因以及相应的对策，容易让家属及患者认为自已被忽视、被蒙蔽，加深其对医生的不信任和误解。其实在患者留观过程以及送到抢救室后，一直都没有排除主动脉夹层的诊断，医生安排增强 CT 扫描也已经是非常有指向性的检查，如果在这个阶段医生能够就这一可能的诊断与患者家属进行足够和有效的沟通，家属或不会在被告知最终诊断时觉得不可接受。

患者病情发生急骤变化，如意识障碍，呼吸困难，肢体抽搐，肉眼可见的活动性出血如呕血、咯血、便血等，常常引起患者及其家属的恐慌。此时，家属最希望患者得到明确的诊断及有效的治疗。而在实际临床工作中，越是危重患者，诊疗就越困难，此时与家属的沟通解释也越重要。

那么，怎么做到有效的沟通呢?

首先，从认识上要重视医患沟通，充分尊重患者的知情权，把交代病情看作临床诊疗活动中不可缺少的一部分，决不能敷衍。

其次，在沟通的内容上要注意科学性、客观性，通俗易懂。患者及其家属往往不具备医学常识，或是通过网络和媒体获取了一些似是而非的信息，如果在诊疗活动的开始阶段不能达成有效的沟通和信任，就容易产生误解。而要让患者及其家属认可医生的权威性，主动配合治疗，医生在解释病情时就要注意围绕患者的临床表现、可能的诊断及应对方案进行深入浅出的讲解，传达正确的信息。

再次，沟通时态度要诚恳，在诊疗过程中切实体现以患者为中心，要让患者及其家属感受到医生对他们的关切和对病情的重视。

即以本病例而言，鉴于患者高龄、合并疾病多、病情复杂，诊断可能面临困难，特别是就诊初期可能诊断不清，但在胸片报告肺结核、CT 正式报告未给出的情况下同意转院是不恰当的决定。充分沟通有利于获得患者及家属的认同和信任，使其耐心地配合诊疗。在提及诊断时避免使用绝对化的措辞，如“就是”“只是”“肯定是”“一看就是”等，在没有肯定的证据时应更多使用诸如“可能是”“考虑这样的可能性”“符合 XX 的表现”等表达形式，为以后进一步的诊断留有余地，而且要就可能的诊断做一些解释和分析。在解释检查和治疗的计划时，要告知这些检查和治疗的目的、可能出现的结果以及应对的措施。如果病情急剧变化，应该先抢救患者，但要告诉家属随后会和他们交流具体情况。在整个诊疗过程中要保证患者及家属适时适度的知情，避免他们从迷惑、猜忌发展到愤怒和冲突。

（李　佳　朱继红）

第二章 胸痛、消化道出血、血小板减少

对于诊断不明确、治疗效果不满意的患者，充分沟通更为重要。

患者女性，78 岁，主因“反复胸痛 2 年，加重伴黑便 1 周”于 2013 年 4 月 10 日 12：30 急诊就诊。

现病史： 患者 2 年前无明显诱因出现反复胸骨后疼痛，疼痛多在活动或情绪激动时出现，较为剧烈，持续 5～15min，休息后可逐渐缓解，偶有向背部或左肩放射，不伴发热，无恶心、呕吐。曾就诊于当地医院，行心电图、超声心动图等检查诊断为“冠心病”。平时不规律口服丹参滴丸、阿司匹林肠溶片等药物治疗。入院前 1 周患者自觉胸痛较前发作频繁，每 1～2 天发作 1 次，疼痛部位和性质无改变，持续时间可达 20min，自觉含服速效救心丸症状可减轻。同时，患者发现大便呈黑色，每日 1～2 次，量在 50～150g，为不成形稀便，无腹痛，无恶心、呕吐，无便血，无发热，无咳嗽、咳痰，无尿路刺激症状，自觉精神差，食欲不振，小便量正常，近 1 个月体重减轻约 3kg。

既往史、个人史及家族史： 高血压病史 5 年，服用硝苯地平缓释片 5mg/d 控制血压，平时血压（130～150）/（75～90）mmHg。冠心病病史 2 年，服用阿司匹林肠溶片 100mg/d、丹参滴丸等治疗。否认糖尿病病史，否认肝炎、结核病病史，否认烟酒嗜好，家族史无特殊。

体格检查： BP 135/70mmHg，HR 101 次/分，SPO_2 98%，神志清楚，皮肤巩膜无黄染，睑结膜苍白，双肺呼吸音粗，未闻及干、湿啰音。心律齐，心音有力，各瓣膜听诊区未闻及杂音。腹软，全腹无反跳痛及肌紧张，肝、脾肋下未触及，肠鸣音 6 次/分，双下肢不肿，下肢皮肤可见散在瘀斑。

- **患者询问：“大夫，为什么我的大便是黑色的？最近胸口疼得厉害，腿上还长了好多斑，这是怎么回事啊？”**

问题 1： 该病例的主要临床特点是什么？

问题 2： 患者黑便可能有哪些原因？应安排什么检查？

问题 3： 接诊医生应如何向家属交代患者的病情？

沟通解答

问题1： 本例患者为老年女性，慢性病程，急性加重，既往冠心病、高血压诊断明确，长期服用阿司匹林等药物治疗，入院前1周开始胸痛发作频繁，同时伴有黑便，查体主要阳性体征为心率增快，睑结膜苍白，肠鸣音增加，双下肢可见散在瘀斑。

问题2： 消化道出血量大于50ml即可出现黑便，而大便的颜色取决于出血量及出血在肠道停留的时间，同时与出血部位有关。上消化道出血之后，血液中血红蛋白的铁与肠道内的硫化物结合成硫化铁，此时大便可呈现柏油样，但不能通过大便的颜色完全推断出血部位。因为上消化道出血量大、肠道蠕动快也可表现为暗红色或鲜红色血便，下消化道出血量少时可也出现黑便。因此，当患者因黑便就诊时，还应结合具体情况向其交代可能的病因。

对该患者来说，因其有冠心病，长期服用非甾体类药物，应考虑消化性溃疡、急性胃黏膜病变等胃部疾患导致出血的可能，但是该患者同时有皮肤出血，故还应考虑血小板、凝血功能及血管因素等全身疾病引起的消化道出血。

为明确诊断及病因和出血量，应检查大便潜血、血红蛋白、红细胞计数、血细胞比容、血小板计数、生化全项、凝血功能等；上消化道出血的病因检查首选急诊胃镜，活动性出血患者如有胃镜禁忌证可行选择性血管造影或放射性核素检查。

问题3： 该患者就诊时主要存在两方面的问题，一为冠心病、急性冠状动脉综合征，另一为消化道及皮下出血。因此，接诊医生应告知家属患者年龄大，基础疾病多，冠心病胸痛频繁发作，有发生急性心肌梗死，甚至出现心室颤动等恶性心律失常导致猝死的可能。此外，患者消化道出血可能与服用阿司匹林有关，应立刻停用该药，但不能除外其他因素导致的消化道出血，需进一步完善检查，因消化道出血可导致贫血，影响心脏供血，加重冠心病病情，如果出现大出血，也有猝死风险。消化道出血与冠心病二者相互影响，但治疗又存在矛盾。

入院后完善血常规、尿便常规、急诊八项、DIC全项、心肌损伤标志物、心电图等相关检查。

检查结果如下：

血常规：WBC 8.04×10^9/L，NE 64.5%，Hb 96g/L，PLT 14×10^9/L。

尿常规：尿比重1.020，红细胞3/

高倍镜视野（HP），余正常。

便常规正常，潜血阳性。

急诊八项：BUN 14.2mmol/L，Na^+ 142.5mmol/L，Glu 5.3mmol/L，K^+ 4.52mmol/L，CRE 72μmol/L，Cl^- 120.5mmol/L，Ca^{2+} 2.02mmol/L，CO_2 20.3mmol/L。

DIC 全项：PT 13.1s，APTT 29.4s，FIB 356mg/dl，FDP 12.4μg/ml，*D*-二聚体 532ng/ml。

心肌损伤标志物：TnI、Myo、CK-mb 均正常。

心电图：窦性心律，电轴左偏，V_1～V_6 导联 ST 段水平下压 0.1～0.3mV，T 波低平。

患者入院后间断有胸痛发作，持续 3～5min 可自行缓解，发作时行心电图检查可见 V_1～V_6 导联 ST 段压低，T 波倒置。入院后给予禁食、奥美拉唑抑酸、补液、单硝酸异山梨酯改善心脏供血，胸痛发作频率逐渐减少。

- **患者询问：“大夫，我到底是得了什么病啊，好治吗？”**

问题 4：根据患者初步检查，考虑什么诊断？

问题 5：为明确诊断，还需进一步完善哪些检查？

问题 6：对于同时存在多种疾病的患者应如何选择治疗方案？如何向家属交代病情？

沟通解答

问题 4：患者有出血表现，检查血常规血小板明显减少，应进一步明确血小板减少的原因。常见原因包括：①血小板的生成障碍，见于再生障碍性贫血、放射性损伤、急性白血病、巨幼细胞贫血、骨髓纤维化晚期等；②血小板破坏或消耗增多，见于免疫性血小板减少性紫癜（ITP）、系统性红斑狼疮（SLE）、恶性淋巴瘤、上呼吸道感染、风疹、新生儿血小板减少症、输血后血小板减少症、DIC、血栓性血小板减少性紫癜（TTP）、先天性血小板减少症；③血小板分布异常，如脾大（肝硬化、Banti 综合征）、血液被稀释（输入大量库存血或大量血浆）等。

问题 5：该患者应动态观察血常规、心电图、心肌酶变化，完善血涂片、血小板抗体、血小板寿命、骨髓穿刺等检查，同时应鉴别其他免疫系统疾病引起的血小板减少，可查自身抗体谱、心磷脂抗体等。

问题 6：同时存在多种疾病的患者，首先应明确本次就诊的主要问题是什么，不同疾病治疗存在矛盾时，选择治疗方案时要平衡利弊，针对患者选择个性化治疗方案，不能强求治疗。但同时应向患者及家属讲明治疗的原则和治疗难度。就该患者而言，不稳定型心绞痛应该给予改善冠状动脉供血、预防血栓的治疗，但该患者血小板低、有活动性出血，为抗凝治疗的禁忌证，故仅给予氧气吸入、硝酸酯类扩张冠状动脉及对症治疗。消化道出血常见原因有溃疡、食管静脉曲张破裂出血、胃肠道肿瘤、急性胃黏膜病变等多种原因，胃镜检查可帮助明确病因。但该患者冠心病心绞痛频繁发作，且血小板减少，不宜行胃镜检查，仅根据常规抽血检查不能明确消化道出血的部位和病因，但是针对上消化道出血的治疗原则是相同的。

患者入院后输注血小板每次200ml，共计2次，输血后复查血常规血小板无明显变化，但停止排黑便，无腹痛，无其余特殊不适，全身皮肤未见新发瘀斑，无鼻出血、牙龈出血等其他部位活动性出血。因患者血小板减少原因不明，血液科医生会诊建议行骨髓穿刺检查，可给予甲强龙40mg/d治疗。

- **家属询问：“为什么用激素啊？是用上了就不能停吗？”“在医院里老是抽血，不能用别的方法检查吗？”“什么是骨髓穿刺，做不好可能会瘫痪吗？”**

问题7：如何向家属交代使用激素的副作用？该患者应用激素有何特殊风险？

问题8：如何向患者及家属解释实验室检查需要反复进行？

问题9：如何向家属交代骨髓穿刺的必要性和风险？

沟通解答

问题7：在应用常规剂量激素前，首先告知家属应用激素的必要性，同时告知家属应用激素常见的副作用，包括增加感染风险、继发血糖血脂异常、高血压、骨质疏松、诱发或加重消化性溃疡可能。因为该患者有消化道出血及高血压病史，应用激素风险更高，因此，需要预防性应用抗感染、抑制胃酸分泌、保护胃黏膜药物及补充钙剂治疗。

问题8：患者因胸痛、消化道出血就诊，入院时有轻度贫血、血小板减少，凝血功能大致正常。因为患者既往没有贫血史，根据上述检查，估计患者本次出血量在 800～1200ml，但患者有心率增快、肠鸣音活跃的表现，不能除外活动性出血，需检查血红蛋白、血细胞比容、尿素氮等以观察出血量变化。同时，患者冠心病胸痛发作频繁，心电图有异常，就诊时心肌酶正常，尚不能诊断急性心肌梗死，但需动态观察。医生应告知家属抽血检查是为了更好地评估病情，尽早发现问题，改善预后，而且每次抽血的量很少，对患者没有不良影响。

问题 9： 显而易见，家属没有分清骨髓穿刺（骨穿）和腰椎穿刺（腰穿）的区别。医生可告诉家属骨穿就是用一枚比注射器针头粗一点的专用骨穿针，经过局部麻醉后穿过皮肤、皮下组织、通过骨膜及骨质表面后抽出不超过 2ml 的骨髓血，常规穿刺点位于髂后上嵴，穿刺进针路径中没有重要血管和神经，所以对于绝大多数患者而言，穿刺过程很短、很安全，当然也有少数患者有发生局部麻醉药物过敏、穿刺过程中心率血压变化、穿刺部位出血、感染等风险。在本例中，患者有心脏病，同时血小板水平很低，较普通患者风险是增加的，但是为了明确诊断，权衡利弊后还是建议骨穿。

患者经激素治疗后 7 天，复查血常规：WBC 12.04×10^9/L，NE 74.5%，Hb 94g/L，PLT 6×10^9/L。

心电图较前无明显变化，3 次复查心肌酶结果均阴性。

自身抗体谱阴性，抗心磷脂抗体阴性，双链 DNA（dsDNA）阴性。

骨髓穿刺结果提示取材涂片染色良好，骨髓增生活跃，粒系、红系形态、比例正常，巨核细胞增多，成熟障碍，血小板散在少见（图 2-1）。

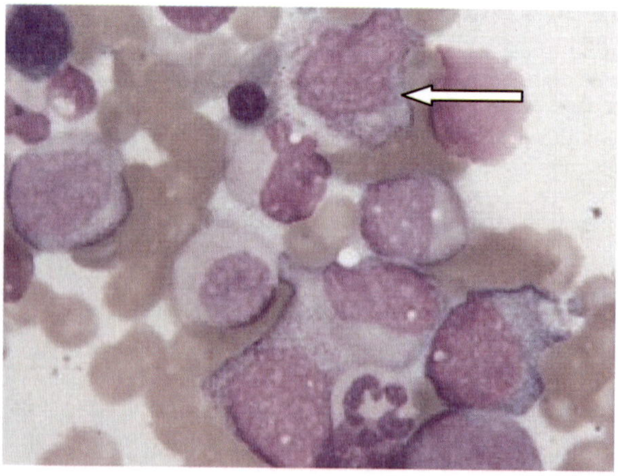

图 2-1　骨髓穿刺结果

血液科会诊考虑患者诊断为免疫性血小板减少性紫癜可能性大，建议应用人免疫球蛋白，必要时可考虑激素冲击治疗。

- **家属询问："到底什么时候可以让患者吃饭啊?""为什么输了血小板后没有效果，反而比就诊时更少了?"**

问题 10：患者何时可以恢复饮食？进食后应注意什么？
问题 11：拟应用自费、贵重药品时应如何向家属交代病情？
问题 12：治疗效果不理想时医生应如何与患者沟通？

沟通解答

问题 10：患者消化道出血后黑便持续的时间受排便次数影响，因此不能以有无黑便作为评估活动性出血的指标。应关注患者排便的次数、性状和排便量，心率、血压、肠鸣音情况，以及红细胞计数、血红蛋白、血细胞比容、BUN 等指标，进行综合判断。对于有活动性消化道出血的患者，应严格禁食，当患者没有活动性出血时，可逐渐恢复饮食，医生还应告诉家属患者适合吃什么类型的食物，哪些食物不能吃，每餐量大致多少，以防止病情反复。同时嘱咐患者恢复饮食过程中随时可能会再次发生消化道出血，应观察排便情况，有不适及时告知医生。

问题 11：人免疫球蛋白为贵重自费药品，医生在用药前应告知家属用药的必要性及药品使用疗程及总体费用，签署自费同意书；同时让家属理解并非所有患者应用该药后都有满意的效果，临床上确有部分患者经过各种治疗后血小板仍不能恢复正常，通过提前沟通让家属能够理解疾病的发生发展有一定客观规律性，并非花钱多就一定能治好。

问题 12：临床沟通应包含 5 个方面的内容，即询问（ask）、建议（advise）、评估（assess）、帮助（assist）和安排（arrange）。在治疗效果不理想时，沟通技巧显得尤为重要。医生应使用非专业语言与患者进行沟通，这不仅便于患者理解，也可避免某些专业术语引起的歧义使患者恐慌，对于诊断和治疗存在不确定因素时，应实事求是地告知患者及其家属，打消其不切实际的愿望，但也应注意避免使用导致患者绝望的用词及语气。对于家属可能存在的不满，要尽早发现，给予患者及家属诉说的机会，在倾听其诉说时，要表达适当的同情，通过解释消除误会。最后，要确认患者是否真正理解了医生的意图。

患者经过人免疫球蛋白 20g/d，连续 5 天输注，以及甲泼尼龙 500mg/d，连续 3 天静脉滴注治疗，病情无明显好转。因患者经过多种治疗血小板均无明显上升，且高龄，基础疾病较多，其家属最终决定放弃治疗。

- **家属询问："大夫，我们不治了，回家行不行？""回家以后注意什么啊？"**

问题 13：患者自动离院时医生应向患者及其家属交代哪些问题？

沟通解答

问题 13：患者经过常规治疗效果不满意，家属综合考虑后决定放弃治疗的，医生应对家属的选择表示理解，同时在离院前再次向其交代回家途中可能出现的病情变化及出院后可能发生的风险，让家属签署书面的自动离院知情同意书。对于此类在院期间治疗不满意的患者，应尽量做到随访，以了解患者的最终结局，为今后的临床工作积累经验。

出院 2 周后随访，患者仍有间断胸痛，精神食欲较差，未去当地医院就诊，在家口服硝酸甘油、法莫替丁等药物。出院后 24 天患者突发意识障碍、抽搐，家属呼叫 120 急救人员至家中时患者心跳呼吸已停止，经胸外按压、人工通气等未恢复，宣布临床死亡。

病例点评

本例患者为老年女性，基础疾病多，既往冠心病、高血压诊断明确，长期服用阿司匹林等药物治疗，入院前 1 周开始胸痛发作频繁，同时伴有黑便，双下肢可见散在瘀斑，因此，对于该患者而言，主要存在两方面的问题，一为冠心病、急性冠状动脉综合征，另一为消化道及皮下出血。在接触患者的早期，医生就告知家属患者病情的严重程度及主要风险，有助于增加患者及其家属对医生的信任，同时，也防止在以后的治疗过程中病情恶化时家属不理解。

对于该患者，首先应完善血、尿、便常规，心电图、心肌酶及凝血分析、肝肾功能等检查，明确冠心病类型、出血原因并评估消化道出血量。应该明确的是，消化道出血及冠心病心肌缺血的病情都是动态变化的，严重者均可导致猝死，故监测生命体征、及时复查各项指标十分重要。因为有活动性消化道出血的风险，医生要告知家属患者需要禁食水，病情变化需要及时告诉医生。更为重要的是，患者血小板显著低于正常，有自发出血的风险，应避免用力，防止磕碰，做好保护工作。

在诊断不明确时，可简要地将医生的临床思维过程告知患者及其家属。如患者检查提示有血小板减少，可告诉家属引起血小板减少可能的原因有很多种，包括生成异常如急性白血病、再生障碍性贫血，破坏增加如特发性血小板减少性紫癜、免疫系统疾病，血小板分布异常如脾大，还有药物相关性血小板减少等；因该患者有服用阿司匹林史，更不能除外后一因素，可停药后观察血小板变化。除此之外，临床常见的原因是特发性血小板减少性紫癜，又称“原发性免疫性血小板减少症”，要想明确诊断，需要完善骨髓穿刺等一系列检查，排除其他继发性血小板减少症。

对于专业操作，家属很可能完全不了解，要耐心向患者家属解释，不能用居高临下的语气，要简要地讲明操作的过程和意义，有时候借助一些医学模具或解剖图谱可以达到事半功倍的效果。临床医生如果能手绘一些简图，可能效果更好。在征求家属是否同意操作时，尽量采用客观的建议，避免言语诱导。如获得家属签署书面签字的知情同意书后，医生应尽快安排检查。对于该患者，病情危重，骨穿操作的全程需进行心电、血压监测，操作结束后要叮嘱家属需注意的问题，通过医生的工作和家属的配合，保证顺利完成检查。

对于治疗存在矛盾的患者，医生可用通俗易懂的语言告诉家属治疗的原则及方案。对于病情较为复杂，涉及多系统疾病的患者，应根据需要联系相关科室会诊，共同探讨患者的诊治方案，避免“头痛医头、脚痛医脚”的被动治疗；同时通过多学科联合会诊，也可以集思广益，开拓思路，最大限度地减少误诊、漏诊。

在该患者住院治疗期间，医生每天监测生命体征，每次查房都耐心询问患者胸痛发作的频率、时间，同时，每次查房时都鼓励患者要有信心，要配合治疗，告诉她病情哪些方面有好转。虽然不是专业的心理医生，但是医生在每天的工作中都应注意患者的心理状态。

患者经过激素、人免疫球蛋白、输注血小板及抑酸、补液、改善心脏供血等治疗，胸痛发作次数明显减少，消化道出血得到控制，逐渐可进食半流食。但是，患者的血小板水平始终没有恢复，患者家属综合经济状况、交通条件等多方面因素，最终决定转回当地医院保守治疗。在住院的2周内，患者从开始对于“血小板减少”“冠心病”“消化道出血”“骨髓穿刺”等专业名词完全不解其意，到后来可以每天和医生顺畅交流，治疗效果不理想也没有影响家属对医生工作的理解和满意，沟通工作到位是很重要的因素。对于家属最终的决定医生也表示理解，同时再次耐心地向家属交代了转院途中可能出现的病情变化及出院后可能发生的风险，让家属签署了书面的自动离院知情同意书。

通过与患者家属的交流，家属对于患者离院后的转归是有心理准备的，因此患者出院24天后猝死于家中，家属完全能够接受，没有任何疑义。

从上述病例的诊治过程可以看出，在临床沟通过程中，及时通过通俗易懂的语言告知患者家属病情和治疗方案，满足患者家属的知情心理，让患者及其家属始终了解医生要做什么检查，为什么要做这些检查，检查的结果有什么问题，需要给予什么治疗，治疗的过程中应特别关注哪些问题。通过这样反复交流，反复沟通，让家属感受到医生对患者的重视，有助于患者及其家属对医生的理解、信任，避免医患矛盾。对于诊断不明确、治疗效果不满意的患者，充分沟通更为重要，病情恶化时可以获得患者及其家属的理解，避免医患纠纷。

（李　佳　朱继红）

第三章　腹痛伴胸闷、胸痛

每一种疾病都不可能与教科书所述完全一致，临床诊疗过程也是逐渐摸索的过程，这其中就容易出现“走弯路”的情况，也容易造成患者的不理解。这时，医生与患者就诊治过程中的每一个环节进行全面细致的沟通就显得尤为重要。

患者男性，59岁，主因“腹痛伴胸闷、胸痛15天”收入我院呼吸内科。

现病史：患者15天前上班时受凉后自觉左侧上腹部疼痛，为阵发性绞痛，无放射，可自行缓解，伴有发热，体温最高37.8℃，无畏寒、寒战，无恶心、呕吐，无大便性状改变。次日在外院就诊查血常规示白细胞$12.25\times10^9/L$，中性粒细胞百分比71.7%，腹部B超示肝胆胰脾双肾未见异常，诊断为“腹痛原因待查，急性胃炎可能”，给予抗感染治疗5天后患者腹痛症状仍未完全缓解，偶有低热。

- **患者询问：“都已经治疗这么多天了，为什么我还是发烧、肚子疼呢?”**

问题1：根据病史，该患者的初步诊断和治疗合理吗？

问题2：治疗5天后仍有腹痛、发热，医生应该向患者做何种解释说明？

沟通解答

问题1：患者为中年男性，急性病程，以发热、上腹痛为首发症状，同时腹部B超未见急性胰腺炎、急性胆囊炎、急性阑尾炎证据，初步诊断需要考虑急性胃炎的可能，但因腹部B超常因腹胀影响观察，需要行血尿淀粉酶、血生化检查协助鉴别诊断，同时也应该行立位腹平片检查以明确有无肠梗阻、胃肠道穿孔等疾病。对于急性胃炎的患者，主要治疗为清淡饮食，对症治疗，注意防止水、电解质紊乱，对于细菌感染引起者给予抗菌药物治疗。虽然除了细菌感染直接侵袭以外，急性胃炎的病因还可能有理化因素、病毒感染及其他内源性因素等，对于这些病因来说抗菌药物的治疗是无效的，但本例患者血常规提示白细胞及中性粒细胞升高，并不能完全除外细菌感染的因素，因此给予经验性抗菌药物治疗是合理的。

问题 2：本例患者治疗 5 天后发热、腹痛并未完全缓解，这在急性胃炎中是不常见的，此时需要鉴别可引起腹痛的其他原因，如结核等非特异性感染、肿瘤、自身免疫病、血栓栓塞性疾病等。另外，心肺疾患有时也会表现腹部症状，需要进一步进行胸片、心电图等检查。很多疾病常常不会一开始就展现疾病的全貌，观察治疗反应也是鉴别诊断的一个重要方面。因此，在初诊时嘱咐患者观察症状变化和及时复诊是很重要的。

---

8 天前患者因症状不缓解于外院查胸片示，右肺阴影，陈旧病灶可能；左肺门欠自然，左侧肋膈角区胸膜粘连，少量胸腔积液不除外。进一步行胸部 CT 示，纵隔内多发小淋巴结；两下肺慢性炎症改变；左侧胸膜增厚粘连伴少量胸腔积液，结核性胸膜炎待除外。超声心动图示，心包积液（少量），左心室射血分数 68%。6 天前因怀疑患者“结核性胸膜炎”，将患者转移至结核病专科医院行结核菌素纯蛋白衍化物试验（PPD)，并进一步排查“结核性胸膜炎”。5 天前患者上班时自觉右侧胸闷、胸痛，深呼吸时疼痛加重，伴咳白色黏痰，痰中可见血丝，并出现呼吸困难，活动后加重，休息时可减轻。

患者担心自己病情越来越重，遂再次就诊于外院急诊，行心电图检查示交界区心律，血常规示白细胞 10.00×10^9/L，C-反应蛋白（CRP）12.0mg/L（参考值＜7.9mg/L），*D*-二聚体（*D*-dimer）1430ng/ml（参考值 0～250ng/ml），肌钙蛋白 I（TnI）、B 型钠尿肽（BNP）正常。急诊观察期间患者出现过一过性黑矇。次日于外院门诊诊断为“肺炎”，给予患者左氧氟沙星 0.5g 每天 1 次口服联合头孢曲松 2g 每天 1 次静脉输液抗感染治疗 4 天，患者呼吸道症状较前似略有好转。今为进一步诊治收入我院呼吸内科。患者自发病以来，饮食及睡眠可，大小便正常，近半月来体重减轻约 2kg。

既往史、个人史及家族史：“类风湿关节炎”17 年，口服“雷公藤、白芍总苷”治疗。否认高血压、冠心病、糖尿病、慢性肾病病史，否认肝炎、结核病史及其密切接触史，否认烟酒嗜好，家族史无特殊。

体格检查：体温（T）37.0℃，脉搏（P）60 次/分，R 20 次/分，右上肢血压 125/75mmHg，左上肢血压 116/75mmHg。神清，精神可，全身浅表淋巴结未及肿大。双肺呼吸音清，未闻及干、湿啰音及胸膜摩擦音。心律齐，心音正常，各瓣膜区未闻及杂音。

腹软，无压痛、反跳痛及肌紧张，墨菲(Murphy)征阴性，肝、脾肋下未触及，移动性浊音阴性，肠鸣音4次/分。双下肢无可凹性水肿。足背动脉搏动可。

- **患者询问：“我的病怎么从肚子转移到了肺上，是不是越来越严重了？”**

问题3：应该怎样考虑患者在外院进行的胸部影像学检查结果和新发的呼吸系统症状？
问题4：患者出现新发黑矇症状应该如何考虑，结合既往史应该如何进行鉴别诊断？

沟通解答

问题3：患者随后进行的胸部影像学及超声心动图检查显示双下肺炎症伴左侧胸腔积液、心包积液的可能，这用单纯的胃肠道疾病显然是无法解释的，需要考虑呼吸系统疾病的可能。患者新出现右侧胸膜性胸痛，伴咳嗽、痰中带血、呼吸困难，这些症状也强烈提示呼吸系统疾病。鉴别诊断需要重新沿呼吸系统疾病的思路进行，需要考虑肺炎、结核、肺部肿瘤、肺栓塞等疾病的可能并完善相关检查来进行证实。关于之前的腹痛与新发的呼吸道症状是否存在关系，一般情况下临床上会尽可能用一元论去解释患者所有的症状，但同时也不排除腹痛与新发的胸痛只是不相关的两个疾病的可能。

问题4：患者再次就诊时出现一过性黑矇。虽然黑矇在低血压、脑缺血、贫血等多种疾病中均可出现，但患者的每一个症状都不是孤立的，从腹痛、胸痛、黑矇综合来看，同时结合*D*-二聚体升高，需要考虑有无血栓栓塞性疾病的可能。因患者既往有类风湿关节炎的病史，而类风湿关节炎的损害可累及全身多系统，肺部表现可出现间质性肺病、胸膜炎等，胃肠道表现可出现食管炎、胃炎、消化性溃疡等，因此需要考虑患者的症状是否和类风湿关节炎活动相关，同时注意除外抗风湿药物相关的副作用及是否存在长期服用激素或免疫抑制剂引起机会性感染的可能。

入院后检查回报：血气分析（鼻导管吸氧3L/min）示，PaO_2 101mmHg，$PaCO_2$ 41mmHg，HCO_3^- 27.8mmol/L。*D*-二聚体1549ng/ml。血常规、TnI、BNP未见异常。心电图可见$S_I Q_{III} T_{III}$的改变（即Ⅰ导联S波加深、Ⅲ导联

出现Q波及T波倒置，图3-1）。再次详细询问病史，发现患者有长期久坐、下肢制动的病史，推断其有下肢静脉血栓导致肺栓塞和肺梗死的可能，同时不能完全排除细菌、结核等感染性疾病的可能。给予患者持续吸氧及低分子肝素钙6100U每12h皮下注射抗凝治疗。

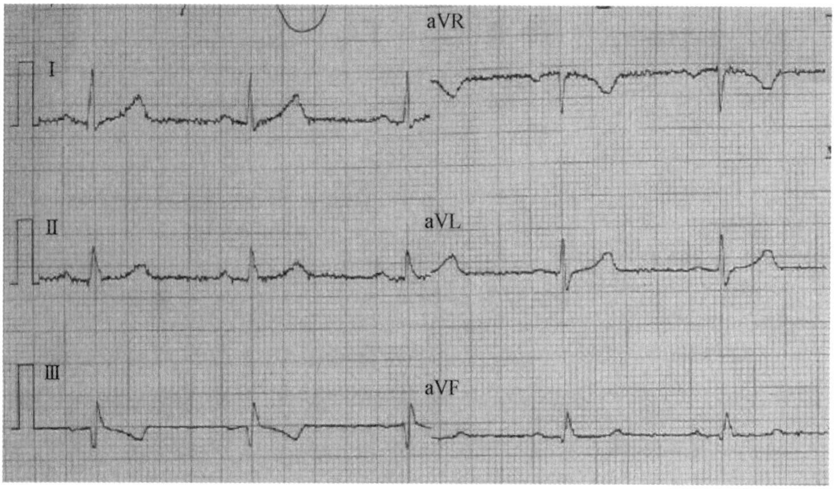

图3-1 心电图提示 $S_{Ⅰ}Q_{Ⅲ}T_{Ⅲ}$ 的表现

- **患者询问："我真的是肺栓塞吗，怎样才能确诊？"**

问题5：肺栓塞有哪些危险因素，哪些实验室检查可提示肺栓塞可能？
问题6：为明确诊断，还需进一步完善哪些检查？

沟通解答

问题5：血栓形成的危险因素均是肺栓塞的危险因素，主要包括静脉血流淤滞、血管内皮损伤和高凝状态三个方面。注意患者有无长期卧床、久坐、下肢制动的病史，有无肿瘤、既往血栓栓塞的病史及家族遗传病史，对于女性还应该询问有无长期口服避孕药以除外药物引起的高凝状态，以及有无习惯性流产以除外抗磷脂综合征。肺栓塞患者化验动脉血气常表现为低氧血症和过度换气引起的低碳酸血症，但部分患者的血气分析可以正常。肺栓塞患者通常会出现 *D*-二聚体升高，但在炎症、肿瘤等其他疾病时也会出现，因此 *D*-二聚体升高并不能作为肺栓塞诊断成立的标准；但 *D*-二聚体阴性对急性肺栓塞具有很好的排除价值。典型的 $S_{I}Q_{III}T_{III}$ 心电图表现多见于已出现肺梗死的肺栓塞患者，多数肺栓塞患者并不会出现上述心电图表现，而仅表现为 V_1～V_4 导联 ST-T 改变、右束支传导阻滞、肺性 P 波、电轴右偏、顺钟向转位等右心受累的表现。根据本例患者吸氧时的动脉血气分析估算不吸氧时的氧分压约为 54mmHg，存在I型呼吸衰竭，同时结合长期久坐、下肢制动的病史，*D*-二聚体升高及 $S_{I}Q_{III}T_{III}$ 的心电图表现，高度怀疑肺栓塞可能。

问题 6： 目前临床上诊断急性肺栓塞首选的方法是 CT 肺血管造影（CTPA），如果 CTPA 上能发现肺动脉内的充盈缺损，可确定为肺栓塞。CTPA 不仅能显示栓子堵塞的部位、栓子的大小、形态，快速地获得肺栓塞的诊断，而且可以评价肺栓塞后的肺部变化，如肺不张、肺梗死、胸腔积液等，还能对其他的肺部疾病进行鉴别诊断。但 CTPA 的缺点是仅能发现一些较大的肺动脉分支的栓塞，对于小的、外周的肺动脉分支栓塞可能会漏诊；另外 CTPA 需要静脉给予造影剂，部分患者对静脉造影剂过敏或存在严重的肾功能不全而禁忌行 CTPA 检查。对于 CTPA 阴性但临床仍高度怀疑肺栓塞的患者，需要进行肺通气灌注显像（V/Q 显像）。如果出现肺通气显像正常，但肺灌注显像出现放射性减低或缺损（即两者不匹配），则提示肺栓塞。V/Q 显像对外周和肺亚段的栓塞敏感性更高，且放射剂量较 CTPA 小，能很好地与 CTPA 相互补充。但 V/Q 显像是一个功能性检查，其缺点是不能显示栓子的部位和大小，在血栓部分阻塞时并不会造成血流的完全阻断，因而可能造成假阴性，在有基础心肺疾患的患者中也可能造成假阳性的结果。另外，V/Q 显像也不能区分血栓或其他肺实质疾病造成的灌注缺损，对放射科医生的判断要求也较高。鉴于肺通气灌注显像在相当部分患者中不能得到确诊，且不能进行紧急检查，因此在 CTPA 广泛应用后其使用频率明显减少。在临床上首选 CTPA 或 V/Q 显像时应该综合考虑它们的优缺点，对需要除外其他心肺疾病或血流动力学不稳定的患者首选 CTPA，对于肾功能不全者、造影剂过敏者、孕妇和慢性血栓栓塞性肺动脉高压患者则首选 V/Q 显像。针对本例患者的情况应首选 CTPA 检查以明确诊断，同时需要告知患者如果 CTPA 不能得到明确结果，可能还需要进行 V/Q 显像。

CT 肺血管造影示，右上肺动脉近端、右中叶肺动脉、右下叶肺动脉、外基底段肺动脉、左肺下叶后外基底段肺动脉多发栓塞，部分供血区实变，

考虑为梗死（图 3-2）。其他实验室检查示，心磷脂抗体 5.6RU/ml（参考值 0～12RU/ml），肿瘤标志物阴性。下肢静脉 B 超示，双侧股静脉反流（轻-中度），未见血栓形成。腹部大静脉 B 超示，门静脉、下腔静脉血流通畅。超声心动图示，心内结构和血流未见明显异常。肠系膜上动脉、腹主动脉、颈动脉、下肢动脉 B 超未见血栓。

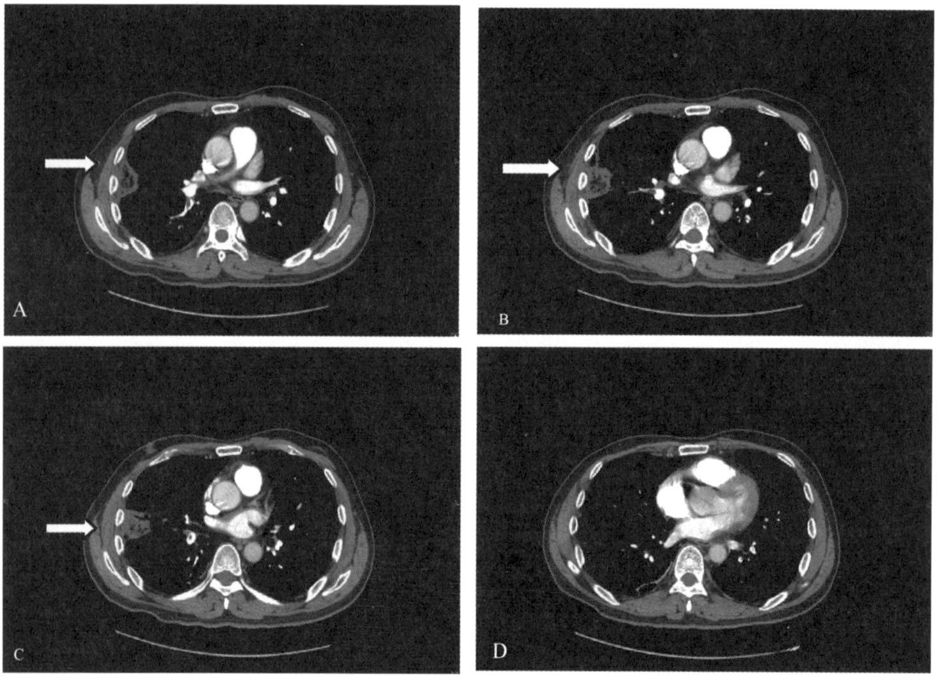

图 3-2　CT 肺血管造影

肺动脉内可见多发充盈缺损，相应供血区可见朝向肺门的楔形实变影，考虑肺梗死（图中白色箭头所指的楔形影提示肺梗死）

- **患者询问：“为什么已经诊断了肺栓塞还要做那么多超声检查，肺栓塞会有生命危险吗？”**

问题 7：患者目前确诊为肺栓塞，应该如何向患者交代进一步检查措施以确定血栓来源？

问题 8：该患者肺栓塞应该如何进行危险分层，并指导下一步诊治？

沟通解答

问题 7： 本例患者行 CT 肺血管造影提示明确的肺栓塞，但诊断并不是到此为止，我们还需要寻找栓子的类型和栓子的来源。肺栓塞的类型可以是血栓、瘤栓、脂肪栓塞、羊水栓塞、空气栓塞等，其中最常见的是静脉血栓。静脉栓子的来源广泛，可来自全身各个部位的静脉系统。既往的研究表明，90%以上的血栓来源于下肢深静脉，临床可表现为下肢不对称性水肿，但来源于其他部位的静脉栓子因为缺乏临床症状可能出现漏诊，还有一部分肺栓塞患者未能发现栓子来源。如果深静脉血栓持续存在，可能存在反复发生肺栓塞的风险。对于深静脉血栓的诊断，静脉造影是金标准，但因其为有创检查，本身可引起静脉血栓形成及静脉炎，因此临床上并不常用。临床首选的检查是下肢静脉 B 超，可以发现股静脉-腘静脉段的栓子，但对于既往有深静脉血栓病史的患者，有时并不能判断栓子是否为新发血栓。深静脉血栓除来源于下肢以外，4.2%～17%来源于盆腹腔，而这些部位的血栓在检查时观察比下肢更加困难。当上肢有经外周静脉穿刺中心静脉置管（PICC）、锁骨下静脉穿刺置管时，需要注意有无上肢静脉血栓形成。还有一些血栓可来源于肾静脉、门静脉、胰腺周围静脉、肝静脉、前列腺静脉、膀胱静脉等部位。当其他部位均未找到栓子来源时，需要行超声心动图了解有无右心耳血栓形成。对于本例患者，因下肢静脉超声并未发现下肢静脉血栓，因此需要完善腹部大静脉 B 超、超声心动图来了解有无相应部位血栓形成。检查血栓来源是非常重要的，有助于更好地监测、随访以防止反复栓塞。本例患者抗磷脂抗体、肿瘤标志物及动脉 B 超筛查未见异常，可除外抗磷脂综合征或肿瘤等可引起肺栓塞的潜在疾病。

问题 8： 在确诊肺栓塞后，需要进行危险分层以决定下一步的治疗策略。肺栓塞患者分为高危、中危和低危三组。高危患者指出现持续性低血压及休克表现者（低血压定义为收缩压＜90mmHg，或血压降低＞40mmHg 达 15min 以上），并除外心律失常、低血容量、脓毒血症或左心功能不全等其他原因造成的血流动力学不稳定的情况。中危患者指无低血压，但存在右心室功能不全和（或）心肌损伤证据［具体指标包括超声心动图示右心功能不全、CT 扫描示右心扩大、BNP 或 N 端 BNP 前体（NT-proBNP）升高、肌钙蛋白升高］的患者。低危患者指血压正常并且右心功能正常者。不同分层人群的早期病死率有很大差异，高危人群大于 15%，中危人群为 3%～15%，低危人群小于 1%。对于高危患者推荐溶栓治疗，对于低危患者推荐抗凝治疗，而对于中危患者目前是溶栓还是抗凝尚存在争议，建议对于有严重的右心室功能不全或严重的心肌坏死，有新的血流动力学不稳定，并且出血风险低的中危患者可考虑溶栓治疗，但需要在溶栓的有效性和安全性中寻找平衡。根据本例患者病史及相关检查，患者无低血压及休克表现，也无右心功能不全和心肌损伤的证据，考虑为低危患者，应使用抗凝治疗。

患者入院后胸痛较前有所好转，使用低分子肝素3天后加用华法林3mg每天1次口服，监测患者凝血酶原时间国际标准化比值（INR）水平。患者口服华法林3天后未见皮肤出血点、肉眼血尿、黑便及其他部位出血，复查INR为1.10，*D*-二聚体637ng/ml。查便潜血阳性，复查血常规未见血红蛋白下降。医生询问病史，该患者既往患有痔，近期大便秘结，考虑潜血可能与痔有关，在谨慎评估并与患者充分沟通后医生决定在密切观察患者症状的同时继续使用华法林。

- **患者询问：“为什么吃华法林的时候老要抽血化验，我大便里查出潜血阳性，华法林还能用吗？”**

问题9：医生应该如何向患者及家属交代使用华法林的相关事宜？
问题10：患者口服华法林后出现便潜血阳性，医生应该如何消除患者对其可能出现的消化道出血的担心？

沟通解答

问题9： 在肺栓塞抗凝时，最常用的抗凝药物是华法林和肝素。华法林的用量个体差异较大，在使用时需要常规监测INR并使其维持在2.0～3.0。华法林抑制维生素K依赖的凝血因子Ⅱ、Ⅶ、Ⅸ及Ⅹ的合成达到抗凝作用。但同时华法林也会抑制蛋白C和蛋白S的合成从而产生一定的促凝作用，因此在华法林使用的早期需要联合使用普通肝素或低分子肝素抗凝。在INR值稳定在目标范围以后可停用肝素。华法林使用3天左右体内的凝血因子Ⅱ、Ⅶ、Ⅸ及Ⅹ耗尽，开始体现充分的抗凝作用，此时应测定INR，根据INR的结果调整华法林剂量。因华法林导致的出血风险较大，严格遵照剂量服用及监测INR是相当重要的，患者也应自行观察有无出血的情况。

问题 10：患者在口服华法林的过程中出现便潜血阳性，这时不管是患者还是医生都会担心有消化道出血的问题。但此时如果武断地停用华法林必然会影响肺栓塞的治疗，因此需要谨慎地评估病情。本例患者虽然出现了便潜血阳性，但并没有出现黑便、呕血等大量出血的表现，血红蛋白也没有下降的趋势，且此时 INR 并不高，考虑华法林引起出血的可能性并不大，在向患者充分沟通后可以继续使用华法林，但前提是需要密切观察有无消化道活动性出血的证据，一旦确认存在活动性出血需要及时停用抗凝治疗，并使用维生素 K 拮抗华法林的作用。

患者其后复查便潜血 2 次均为阴性，华法林逐渐加量至 4.5mg 每天 1 次口服，监测 INR 维持在 2.0～3.0，患者病情平稳出院。嘱患者出院后继续口服华法林抗凝治疗，定期复查 INR，注意有无全身各部位出血情况。3 个月后患者复查 CT 肺血管造影示双肺多发栓塞基本消失，原右中叶实变影明显好转（图 3-3）。

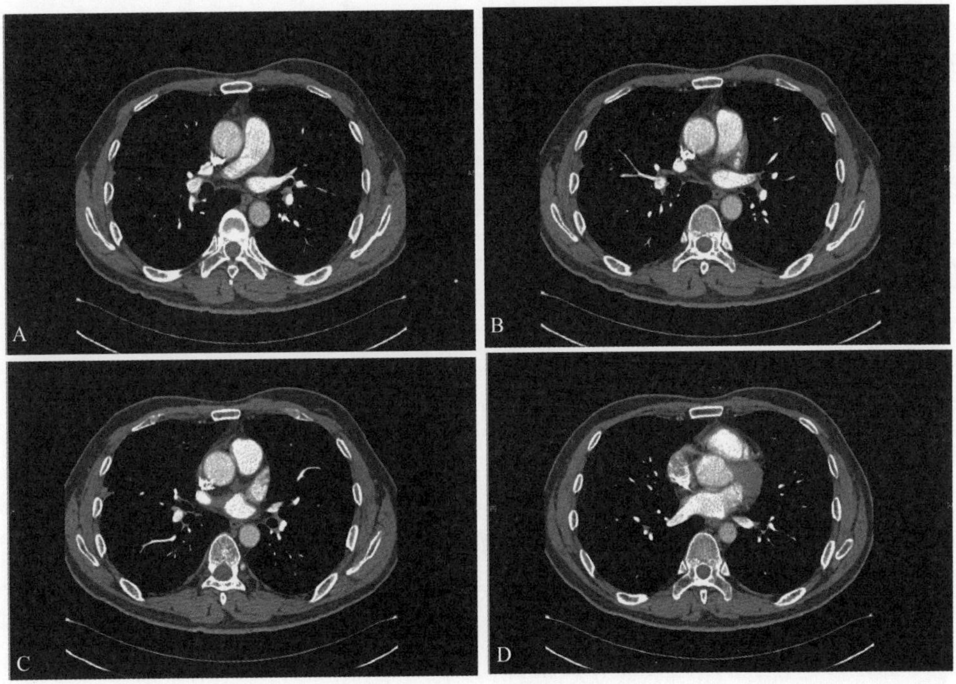

图 3-3　CT 肺血管造影

可见图 3-2 对应区域肺动脉内充盈缺损基本消失，右肺中叶梗死灶较前明显好转

- **患者询问："我出院后应该注意些什么，华法林要吃到什么时候停？"**

问题 11：患者出院时医生应该向患者交代哪些服药注意事项？
问题 12：医生应该如何指导患者出院后的复诊和随访？

沟通解答

问题 11：在患者的 INR 达到目标值且稳定以后，需要每月复查 INR 并根据情况调整华法林的剂量。因华法林的作用易受到饮食、环境、身体状况及其他药物等多种因素的影响，监测有无出血倾向仍是疾病自我管理的重要内容，出现大出血、脑出血时可能危及生命。在 INR 出现波动时，首先需要寻找原因，例如是否按时服药、是否近期使用了与华法林存在相互作用的药物等，并缩短 INR 监测间隔时间，以便于及时调整药物用量。

问题 12：对于血栓来源明确的患者或危险因素可以短期消除的患者，华法林使用疗程至少 3 个月；对于血栓来源不明的患者，疗程至少 6 个月；对于复发性肺栓塞、并发肺心病、危险因素长期存在的患者，疗程需要在 1 年以上，甚至终身使用。但具体疗程还需要结合复查 CTPA 的结果，如果复查 CTPA 仍可见血栓，则需要继续抗凝直至血栓完全消失。本例患者因未查到血栓来源，华法林的使用时间至少 6 个月，并嘱患者需要复查 CTPA。停药后若再次出现胸痛、咯血、呼吸困难等类似症状需要及时就诊。

病例点评

良好的医患沟通首先基于医生对于疾病的深刻认识，只有医生把握了疾病诊治过程中的各种细节，在向患者及家属交代病情时才能做到心中有数，回答患者及家属提出的各种问题时才能不怯场。因为患者及家属大多数都是非医学专业人士，在解释病情和交代注意事项时也需要做到使用通俗易懂的语言，既不夸大疾病危险性，也不忽略任何可能存在的风险。患者及家属在进医院看病时常常会着急、烦躁，需要医生耐心仔细地进行解释，医生诚恳和善的态度也有利于医患双方增进理解并达成共识。

肺栓塞是指血栓、瘤栓、脂肪滴等栓塞物经静脉阻塞在肺动脉及其分支，影响肺组织的血液供应所引起的疾病，临床根据病程可分为急性肺血栓栓塞症及慢性血栓栓塞性肺动脉高压。肺栓塞临床表现为呼吸困难、胸痛、咳嗽、咯血、晕厥、猝死，也有一部分患者并无症状。严重的肺栓塞会引起肺动脉高压、右心扩大等右心受累的表现。严重时肺栓塞还会引起肺梗死，即肺组织的出血坏死，典型的肺梗死三联征为胸痛、咯血及呼吸困难。鉴于肺栓塞患者从无症状到猝死均可出现，且在临床诊断上常常存在隐匿性，对此临床也有不同的评分方法来协助判定，包括 Wells 评分法、Geneva 评分法、改良 Geneva 评分法、Pisa 预测模型等。对于怀疑肺栓塞的患者应积极进行相应检查。

肺栓塞中约 1/10 的患者在 1h 内死亡，余下的仍有 1/3 死亡，因此需要向患者及其家属交代可能存在严重的致死性风险，并进行积极迅速的处理。根据危险分层，对不同患者进行溶栓或抗凝的处理。高危患者是溶栓的适应证，溶栓的时间窗为 2 周，常用的溶栓药物有尿激酶、链激酶、重组组织型纤溶酶原激活剂（rT-PA）。长期抗凝的首选药物为华法林，肝素或低分子肝素常与华法林早期联合使用，以及在妊娠前 3 个月和最后 6 周使用。国外研究发现利伐沙班治疗肺栓塞可得到与华法林相似的效果，且减少严重出血的风险。在高度怀疑肺栓塞但尚未确诊时，如无禁忌，则提前给予抗凝治疗也是合理的。

本例患者以腹部症状为首发表现，具有一定的迷惑性。在腹痛的鉴别诊断中，急性胃炎病情一般较轻，常仅需要抗感染及抑酸治疗，而急性胰腺炎可能快速进展至重症胰腺炎，急性胃穿孔、急性阑尾炎和急性肠梗阻可能需要紧急外科处理。因此，在急性腹痛的患者中，不能单纯认为是急性胃炎而忽略了一些潜在的、病情更为严重的疾病。因为在门急诊首诊时通常仅进行一些重要的针对性检查和经验性治疗，因此需告知患者如果症状不缓解需要复诊除外其他疾病，避免患者因病情不好转所产生的质疑。

回顾确诊的过程，该患者病初出现腹痛的原因可能与肺梗死所致同侧胸膜病变引起的放射痛有关，其发热和白细胞升高可能与肺梗死后的组织吸收热和机体的保护性反应有关，黑矇可能与肺栓塞影响血流动力学有关。这些都是肺梗死不典型的临床表现之一，容易出现漏诊，从而增加了临床鉴别诊断的难度。

相对于病因的诊断，许多患者往往更关注治疗的策略，容易对过多的实验室检查出现反感，“先开药吃吃再说”“光检查不开药有什么用”这些观念屡见不鲜。对于本例患者来说，所有的检查都围绕肺栓塞展开，这些检查对于疾病监测、治疗方案及疗程确定都是至关重要的。只有掌握了选择肺栓塞治疗决策的依据，向患者及家属解释诊治方案时才能更加游刃有余。

综上所述，本例患者肺栓塞的首发症状不典型，诊治过程较为曲折。每一种疾病都不可能与教科书所述完全一致，临床诊疗过程也是逐渐摸索的过程，这其中就容易出现“走弯路”的情况，也容易造成患者的不理解。这时，医生与患者就诊治过程中的每一个环节进行全面细致的沟通就显得尤为重要。

（李　冉　高占成）

第四章　急性腹痛

医生在初次向患者家属交代病情时，应留有余地，在病情变化前充分向家属交代可能出现的问题。

患者女性，77岁，主因“上腹痛伴恶心呕吐6h”于2013年5月18日22：10就诊于急诊。

现病史：患者入院前6h在外进食“麻辣烫”后出现腹痛，中上腹为主，为持续性钝痛，无放射，疼痛与体位无明显关系，恶心呕吐2次，为胃内容物，无呕血及咖啡样物质，无腹泻，无发热，因疼痛持续不缓解就诊于急诊。患者发病以来精神差，未进食水，无咳嗽、咳痰，无胸闷心悸，近期大便正常，小便色深，量正常，体重无明显变化。

既往史、个人史及家族史：患者既往有高血压病史10余年，平时服用硝苯地平控释片30mg每天1次，血压波动于（140～150）/（70～90）mmHg；糖尿病5年，服用阿卡波糖100mg每天3次，未监测血糖。否认烟酒嗜好，家族史无特殊。

体格检查：T 36.8℃，HR 95次/分，R 19次/分，BP 143/72mmHg，SPO_2 99%。神志清楚，双瞳孔直径3mm，对光反射灵敏，双肺呼吸音清，未闻及干湿啰音，心界不大，律齐，未闻及病理性杂音，腹软，剑突下压痛，无反跳痛及肌紧张，肝脾肋下未触及，肠鸣音5次/分，双下肢不肿。

辅助检查：

血常规：WBC17.23×10^9/L，NE 78.2%，Hb 119g/L，PLT 170×10^9/L。

尿液分析：酮体+/-，尿糖+，余正常。

初步治疗：接诊医生诊断为“急性胃炎”，给予左氧氟沙星400mg每天1次抗感染、西咪替丁200mg抑酸、维生素B_6 100mg止吐及对症治疗。经输液5h后，患者腹痛加重，感觉畏寒，10min后，患者体温升至38.2℃。

- **患者/家属询问：“为什么会腹痛？用了多种药物为什么腹痛没有好转？输液后反而出现了发热，是否用药不当？”**

问题1：腹痛的常见原因有哪些？

问题 2：医生对该患者询问病史及查体应注意哪些问题？

问题 3：应如何向患者家属解释患者腹痛及体温等病情变化？

沟通解答

问题 1：腹痛是临床极其常见的症状，多数由腹部脏器疾病引起，但腹腔外疾病及全身性疾病也可引起。急性腹痛常见的原因有①腹腔器官急性炎症，如急性胃炎、急性胰腺炎、急性胆囊炎、急性阑尾炎等；②空腔脏器阻塞或扩张，如肠梗阻、肠套叠、胆道结石、胆道蛔虫病、泌尿系统结石梗阻等；③脏器扭转或破裂，如肠扭转、胃肠穿孔、卵巢扭转、肝破裂、脾破裂、异位妊娠破裂等；④腹膜炎症，多由胃肠穿孔引起，少部分为自发性腹膜炎；⑤腹腔内血管阻塞，如缺血性肠病、夹层腹主动脉瘤和门静脉血栓形成；⑥腹壁疾病，如腹壁挫伤、脓肿及腹壁皮肤带状疱疹；⑦胸腔疾病所致的腹部牵涉性痛，如肺炎、肺梗死、心绞痛、心肌梗死、急性心包炎、胸膜炎、食管裂孔疝、胸椎结核；⑧全身性疾病所致的腹痛，如腹型过敏性紫癜、糖尿病酸中毒、尿毒症、铅中毒、血卟啉病等。

问题 2：对于腹痛患者，医生询问病史要围绕"五要素"进行，即疼痛的部位、性质、诱因、持续时间及缓解因素。此外，还应注意腹痛与年龄、性别、职业的关系；腹痛起病情况，特别是与进食、活动、体位的关系；疼痛的伴随症状，是否有发热，恶心呕吐、排气排便情况等；既往病史询问，育龄妇女要询问月经史，有停经要考虑异位妊娠；对于腹痛就诊的患者，查体应首先检查生命体征，有重点地进行全身查体并着重检查腹部情况，腹部查体应按照"视、听、触、叩"的顺序进行，应注意查体前嘱患者排空膀胱，取低枕仰卧位，两手自然置于身体两侧，两腿屈起并稍分开，以使腹肌尽量松弛，充分暴露全腹，上自剑突，下至耻骨联合，躯体其他部分应遮盖，腹部触诊原则是先触诊健康部位，后逐渐移向病变区域。

问题 3：经过了问病史、体格检查，医生对于患者就诊的主要病因应有一个初步的判断，并有技巧地告知患者。如本例患者，患者有不洁饮食史，出现上腹痛伴恶心呕吐，血常规 WBC17.23$\times 10^9$/L，考虑"急性胃炎"可能，但不能除外导致腹痛的其他常见原因，包括急性胆囊炎、急性胰腺炎、急性阑尾炎。上述疾病首先表现为剑突下疼痛，在未能完全明确诊断前，不要武断地下结论，更不要简单地告诉患者"就是 XX""只不过是 XX"。

治疗过程：当时急诊患者较多，有4名患者正在候诊，医生未查看患者，立刻开了“注射用赖氨匹林 0.5g”静脉注射退热。应用退热药物 30min 后，患者大量出汗，面色苍白，感全身乏力，视物模糊，家属呼叫医生，医生再次查看患者，测 BP 80/50mmHg，HR 122 次/分，双肺呼吸音粗，未及干湿啰音，中上腹广泛压痛、反跳痛可疑阳性，墨菲(Murphy)征阴性，肠鸣音 2 次/分，余查体大致同前。

- **患者/家属询问：“为什么病情加重？医生没有查看患者就给予退热药是否恰当？患者是否已接受最好的治疗？”**

问题 4：该患者是否需要应用退热药？
问题 5：病情变化时，急诊医生是否应该立即跟随家属查看该患者？
问题 6：为明确诊断进一步需做哪些检查？

沟通解答

问题 4：发热是疾病的一种症状，常引起患者的不适感觉及焦虑，如果引起发热的病因不明确，仅仅应用退热药物往往不能取得满意的效果。体温低于 38.5℃时，常选用物理降温，如体温高于 38.5℃，可酌情使用解热镇痛药物。对于老年患者，宜首选口服退热药，静脉注射非甾体解热镇痛药应特别注意观察患者退热过程中有无大量体液丢失，防止休克的发生。对于发热原因不明的患者因尽量避免盲目使用激素退热。

问题 5：当患者病情发生变化时，家属的第一反应往往是要求医生查看患者，这是合理的。无论经验多么丰富的医生，都应重视患者的诉求，给予积极的回应，如果没有其他急需处理的事情，医生应尽快查看患者，重新审视之前的诊疗过程有无纰漏。

问题 6：患者腹痛原因不能除外急性胰腺炎，应完善血、尿淀粉酶，生化全项，凝血分析及腹部 B 超检查；对于老年患者，持续上腹痛还应注意除外心源性因素，应做心电图检查。

治疗过程：

2h后检查结果回报：

血淀粉酶558U/L（正常＜200U/L）。

尿淀粉酶880U/L（正常＜900U/L）。

生化：谷丙转氨酶（ALT）324U/L↑，谷草转氨酶（AST）283U/L↑，总胆红素（TBIL）18.4μmol/L，结合胆红素（DBIL）4.2μmol/L，乳酸脱氢酶（LDH）429U/L，BUN 10.2mmol/L，Na^{+} 139.5mmol/L，Glu 14.3mmol/L↑，K^{+} 3.56mol/L，CRE 74μmol/L，Cl^{-} 101.5mmol/L，Ca^{2+} 1.88mmol/L，CO_2 20.7mmol/L。PT 15.2s，APTT 28.4s，FIB 487mg/dl，FDP 18.9μg/ml，*D*-二聚体1943ng/ml↑。

心电图：窦性心动过速，ST-T未见明显异常。

腹部B超（图4-1）：胆囊结石，肝内外胆管无扩张，胰腺因肠气干扰显示不清，右下腹未见明确局限性异常回声。

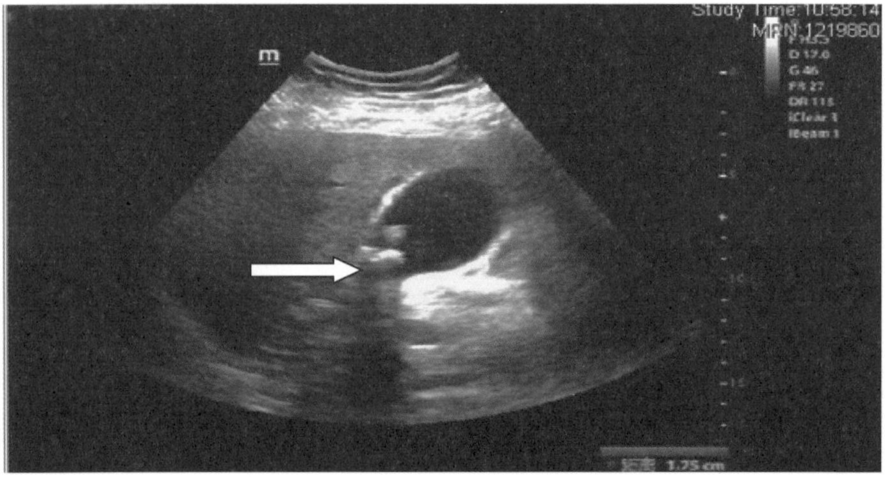

图4-1　腹部B超提示胆囊结石

患者经快速补液等治疗后复测血压110/90mmHg，但出现呼吸困难，呼吸频率24次/分，血氧饱和度92%，医生认为患者应该行腹部CT、血气分析等检查进一步评估病情。

- **患者家属询问：“做了这么多检查，到底是什么病？患者为什么出现呼吸困难？已经抽了2次血了，为什么还要抽血？为什么做了B超还要做CT？”**

问题 7：患者能否确诊急性胰腺炎？

问题 8：血尿淀粉酶正常能否除外急性胰腺炎？淀粉酶升高还可以见于哪些情况？

问题 9：如何向家属解释患者是否需要行腹部 CT 检查？

问题 10：腹部 CT 检查时应注意什么？

沟通解答

问题 7：急性胰腺炎根据典型的临床表现和实验室检查，常可做出诊断。轻症的患者有剧烈而持续的上腹部疼痛，恶心、呕吐、轻度发热、上腹部压痛，但无腹肌紧张，同时有血清淀粉酶和（或）尿淀粉酶显著升高，排除其他急腹症者，即可以诊断；重症除具备轻症急性胰腺炎的诊断标准，还具有局部并发症和（或）器官衰竭。该患者有持续性上腹痛的临床表现，虽淀粉酶不高，但不能除外该诊断。因胰腺为腹膜后位器官，在腹部肠管胀气的情况下，腹部 B 超对胰腺炎的诊断价值有限，B 超正常亦不能完全除外急性胰腺炎。

问题 8：患者发病至就诊时间为 6h，发病至首次检查血尿淀粉酶时间为 11h，血淀粉酶开始升高时间为发病后 6～12h，48h 开始下降，持续 2～5 天，尿淀粉酶升高时间为发病后 12～14h，持续 1～2 周，但血尿淀粉酶水平与急性胰腺炎病情不平行，急性重型胰腺炎可检查淀粉酶为正常。此外，消化性溃疡穿孔、急性胆囊炎、急性肠梗阻等疾病也可表现为血清淀粉酶升高，但通常不高于正常值 2 倍，故应结合患者临床情况做出综合判断。

问题 9：腹部 CT 对急性胰腺炎的诊断、鉴别诊断及评估严重程度具有重要意义，增强 CT 是诊断胰腺坏死的最佳方法。病程中还应根据病情变化定期复查，以了解有无并发症，因此，CT 检查必不可少。

问题 10：对于病情不稳定的患者，如果必须安排 CT、磁共振成像（MRI）等检查，应充分考虑检查的意义，评估风险/获益，要告知家属搬动患者及检查途中可能存在的风险，必要时要有书面记录及患者/家属签字。在检查前应认真评估患者的状态，提前联系好相关科室，减少等候时间，危重患者应安排医生或护士陪同前往，并准备好氧气瓶、监护仪、简易呼吸器等抢救设备。

治疗过程：

患者家属经医生解释同意完善相关检查，但住院医生为该患者进行血气分析时，第一次穿刺取血未成功，家属表示不满，第二次穿刺成功，血气分析结果示 pH 7.31，PO_2 58mmHg，PCO_2 32mmHg，HCO_3^- 21mmol/L，碱过剩（BE^-）6，乳酸（Lac）5mmol/L。腹部CT示胆囊多发结石，肝外胆管未见扩张，胰腺弥漫肿大，胰头部可见密度减低影，胰腺周围可见渗出（图 4-2）。患者诊断为“急性重症胆源性胰腺炎”收入重症监护治疗病房（ICU），后因急性呼吸窘迫、呼吸衰竭接受呼吸机治疗。虽然患者最终康复出院，但家属仍以医生“延误诊断、处置不当”为由提出投诉。

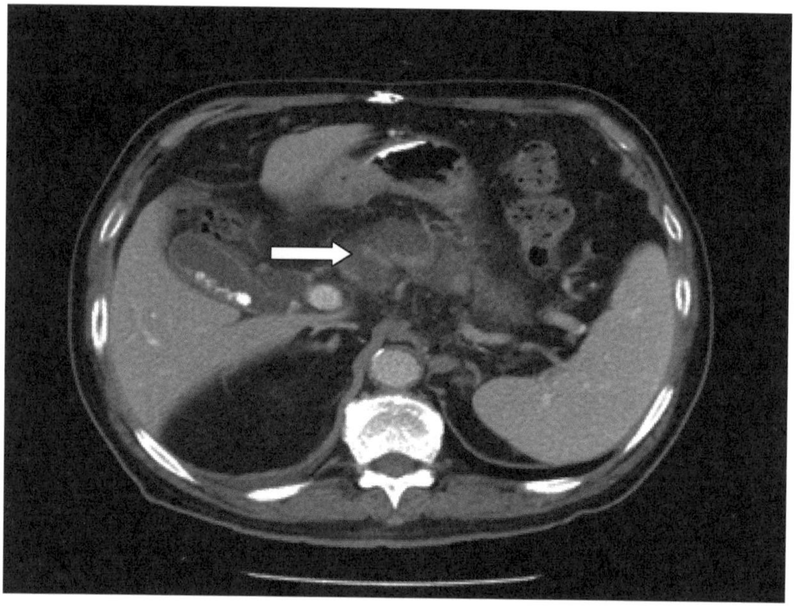

图4-2 腹部 **CT** 示胰腺弥漫肿大，胰头部可见密度减低影，胰腺周围可见渗出

- **患者家属询问：“患者就诊时只有腹痛，病情越治越重，医生是否存在误诊？”**

问题 **11**：第一次血气分析未成功，家属不满意时医生应该怎么做？

问题 12：家属较难理解病情为何进行性加重，应如何交代病情？

问题 13：此病例中的接诊医师在哪些沟通环节需要改进？

沟通解答

问题 11：低年资医生的临床操作经验不足，特别是遇到病情复杂或特殊的患者，临床操作往往不能保证一次成功。因此，在操作前应评估操作的难易程度，对于自己没有把握的操作，应在高年资医生指导下进行；如果操作失败，也应向患者表示歉意，而不能认为是理所当然的。

问题 12：应向患者家属解释患者最终确诊为急性重症胰腺炎，该疾病常并发不同程度的器官功能障碍，尤以急性呼吸衰竭、急性肾衰竭、心力衰竭等多见。此患者病程进展出现了急性呼吸窘迫综合征，收入 ICU 并接受呼吸机治疗，是由于疾病本身特点所致。疾病有其自身发生、发展的规律，部分症状、体征是在疾病进展过程中逐渐出现的。老年患者发病时症状可能不典型。对于入住 ICU 后与家属的沟通，医生应尽量客观评论病情，注意与首诊医生保持一致，避免随意评判首诊医生。

问题 13：此病例医生接诊患者时问诊和查体过于简单，临床思维不够全面，仅考虑腹痛原因为急性胃炎，在首次向患者家属交代病情的过程中未留有余地。经抗感染、对症治疗后，患者腹痛加重，并且出现了新的症状——发热，而医生未及时查看患者，就给予了较强的退热治疗，未能充分向家属交代病情，也没有说明检查的必要性，忽视了病情危重的可能，存在沟通缺陷。

病例点评

本例患者为老年女性，急性病程，既往有高血压、糖尿病病史，本次因“中上腹痛伴恶心呕吐 6h”就诊于急诊，首诊医生未经过仔细问诊及查体，就考虑“急性胃炎”，后患者病情变化，发现患者中上腹广泛压痛，方考虑其他原因引起的腹痛，进一步完善了淀粉酶、腹部 B 超等检查。但医生在病情变化时，未能充分向家属交代病情，也没有说明检查的必要性。患者最终确诊为急性重症胰腺炎，病程进展合并了急性呼吸窘迫综合征，收入 ICU 并接受呼吸机治疗，是由于疾病本身特点所致。但在就诊初期，医生临床思维不够全面，未考虑到腹痛的其他常见病因，忽视了病情危重的可能，在向患者家属交代病情的过程中未留有余地；而后来在病情变化时，处理欠妥，没有及时补救充分交代病情，因此，家属不能理解，最终引发了医患纠纷。

医生在接诊患者询问病史时，首先应用言语安抚患者，表示理解患者的心情，同时注意自己的语气、眼神、表情等肢体语言，避免态度冷漠，言语生硬，做到不急不躁、有条不紊，获得患者的信任；如果不是时间紧迫，尽量倾听患者描述病情，若患者在某一细节反复诉述，可委婉地将话题转回到医生所关注的方面，不可粗暴地打断患者，避免出现“你别说了”“你怎么这么啰嗦”等。对于腹痛的患者，应首先判断患者的危重程度，并密切观察患者的腹痛变化，及时修订、补充诊断，对于危及生命的严重病例，如怀疑腹主动脉夹层、肠系膜动脉血栓栓塞、腹腔脏器损伤等需及时做相应检查明确诊断，避免患者在候诊或等待检查过程中因病情急剧加重而失去抢救机会。育龄女性出现急性腹痛时还应考虑有无异位妊娠破裂出血、卵巢囊肿蒂扭转等妇科疾病。

医生为患者安排检查时，应严格遵循临床诊疗规范，每一项检查都有合理的理由，避免反复检查增加患者负担。同时，也应考虑到疾病鉴别诊断的需要，不能遗漏重要的检查。如本例老年患者，在开始检查时就应完善心电图除外急性心肌梗死等心源性疾病。

医生在初次向患者家属交代病情时，应留有余地，可告知家属“目前考虑急性胃炎可能性大，但还需要进一步检查并且观察病情变化”，或可以告知患者“可能是XX，但引起腹痛的疾病很多，有时候在早期可能不典型，在治疗过程中我们还要继续观察。如果您有什么发现，请及时告诉我们”。对于高龄、基础疾病较多的患者，交代病情要有预见性，可告知家属“老年患者症状可能不典型”“病情有加重的可能”，必要时应要求直系亲属签署病重通知书，记录家属联系方式，并告诉家属症状不缓解或病情变化要及时找医生。如医生能在病情变化前充分向家属交代可能出现的问题，当患者病情进行性加重甚至发生猝死时，家属多数能够理解并接受。反之，如果在就诊过程中不仔细查看患者，用“不知道”“没有问题”等搪塞患者家属，当病情突然变化时往往因家属不能接受而出现医患纠纷。

临床工作忙碌、压力大，往往使医生处于一种焦躁的情绪状态，对于患者或家属的要求容易表现出不耐烦，主观认定患者“娇气”“烦人”，实际临床工作中应该注意调整自己的心态，避免浮躁和粗疏。医生亲自查看患者是非常重要的。曾经有一例患者因心力衰竭在急诊留观，经常主诉“憋气”，医生应用利尿药后病情往往可以缓解，某天患者家属再次找到医生，诉患者总是说“憋”，医生没有查看患者就按照原来的经验给了呋塞米（速尿），结果患者出现了晕厥，这时医生仔细查看患者才发现患者的“憋”是因为前列腺肥大导致的尿潴留，由于多次利尿，膀胱已经极度扩张了。

而本案例中，患者输液过程中出现发热，医生没有及时查看患者情况，就根据家属要求给了较强的退热药物。其实退热药物仅能缓解患者症状。通常“急性胃炎”较少出现发热，由沙门菌、葡萄球菌等污染食物引起的急性胃炎常伴有腹泻，因此，在该患者出现发热时，医生应及时警惕病情的变化，反思自己的诊断是否正确。而且对于年老体弱者，静脉应用解热镇痛药并不十分恰当。如果医生此时能及时查看患者，也许可以避免后面的纠纷。

患者在医院诊治过程中出现了病情恶化，往往是家属最不能接受的，经常会有家属质问医生，“怎么做了这么多检查还没查出原因?”“为什么用了这么多药还没治好?”。面对家属，我们首先要保持冷静，避免情绪化，避免言语的直接冲突，用平和的语气以通俗易懂的方式向家属讲明患者目前的诊断、存在的问题，以及下一步的诊疗方案，让家属了解疾病诊疗的复杂性。对于危重患者，要果断抢救，本例患者在应用退热药物后出现了低血容量休克的表现，应立即安排床位让患者平卧，停止正在输注的药物，测量生命体征，迅速给予生理盐水扩容，在抢救过程中，住院医师不能因紧张或害怕而离开现场去找上级大夫，也不能因家属没有付费、取药而延误救治。在人手足够或情况趋于稳定时一定要及时向患者或家属解释病情及诊疗的安排。

腹痛是急诊就诊的最常见症状之一，由于患者主观感觉不适，往往情绪较急躁，如果候诊时间过长或反复检查不能确诊，或治疗效果欠佳，疼痛不能缓解或病情进展，则更容易发生医患纠纷。因此，在诊疗过程中，及时、恰当的医患沟通尤为重要。成功医患沟通的基石一是正确的临床思维能力，一是充满人文关怀的沟通技巧，二者相辅相成，缺一不可。要消除隔阂和误会，建立起足够的信任，最重要的方式就是坦诚沟通，再沟通。

（李　佳　朱继红）

第五章 腹胀伴乏力

鉴于患者高龄，合并疾病多，病情复杂，诊断面临困难。因此，在初始交代病情时应对患者及家属就可能原因、严重后果、最终可能会诊断不清的情况进行告知。在所有的医疗行为过程中要保持患者及家属适时适度的知情。

患者男性，87岁，主因“腹胀伴乏力2个月”于2008年12月20日由门诊入院。

现病史：患者于半月前无明显诱因出现进食后腹胀，为全腹胀，排气后腹胀可明显缓解，乏力，伴食欲下降，反酸、胃灼热，无呕血及黑便，无发热及黄疸。就诊于社区医院，考虑为“消化不良”，给予多潘立酮（吗叮啉）10mg，每天3次，症状稍好转。近3周上述症状逐渐加重，伴活动后心悸，气短。患者自发病以来，食欲差，大便每天3～4次，为成形黄色稀便，小便颜色深，伴夜尿增多及尿频，体重下降5kg。

既往史、个人史及家族史：高血压病史3年［平素应用卡托普利（开博通）治疗，血压控制平稳］，前列腺增生病史3年。否认肝炎、结核病史，否认烟酒嗜好，家族史无特殊。无手术及外伤史，无血制品输注史。

体格检查：T 37.5℃，BP 125/70mmHg，HR 80次/分，R 18次/分，神清，双肺呼吸音清，未闻及干、湿啰音，心律齐，腹软，上腹部轻压痛，无反跳痛及肌紧张，肝脾肋下未触及，肠鸣音5次/分，双下肢水肿。

诊室医生看完患者，开了一些检查。

- **家属询问：“大夫，我们家老爷子最近瘦得比较厉害，我们估计是肿瘤，希望查出来告诉我们家属，不要告诉老人。”**
- **医生回答：“患者为高龄，这次是因为乏力住院，并且伴体重下降，消化道肿瘤的可能性比较大。”**

问题1：如何结合该病例的主要临床特点向患者交代病情？

问题2：如何结合该病例的主要临床特点向患者家属交代病情？

沟通解答

问题1和问题2：该病例的主要临床特点是高龄、老年男性，以腹胀、乏力2个月为主诉入院。腹胀、乏力缺乏特异性，病因很多，鉴别困难。主要考虑病因包括：①胃部疾病，可见于慢性胃炎、消化性溃疡、胃癌等；②肠道疾病，可见于炎性肠病、肠道肿瘤、肠梗阻；③肝胆、胰腺疾病，包括炎症、肿瘤；④内分泌疾病，如糖尿病、甲状腺功能减退引起胃肠动力异常可引起腹胀；⑤风湿免疫病、淋巴瘤、淀粉样变性、电解质紊乱累及胃肠道的平滑肌也可引起腹胀。此外，腹胀也是胃肠道功能性疾病的常见症状。入院后完善血常规、电解质、DIC全项、尿常规、便常规、甲状腺功能、生化全项、肿瘤指标、心电图、腹部超声等相关检查，为进一步的鉴别诊断提供信息。

在交代病情的过程中，应向患者告知：①不要紧张，安心接受检查；②保持大小便通畅，因为便秘和尿潴留都会加重腹胀；③坚持服用降压药，有头晕、心悸等不适主诉及时告知主管医师。

向患者家属交代：①患者高龄，既往有高血压病史，随时可能出现心肌梗死、脑梗死等心脑血管并发症；②患者因腹胀乏力住院，症状缺乏特异性，明确诊断可能要做很多检查，需要一定时间；③患者高龄，肿瘤性疾病不能除外，希望家属有心理准备；④患者有前列腺增生病史，夜间容易起夜，为防止摔倒，请留陪住。

入院后完善检查，结果如下：

血常规：WBC2.49×10^9/L，NE 66.6%，Hb 100g/L，平均红细胞血红蛋白含量（MCH）33.01pg，平均红细胞体积（MCV）96.41fl，平均红细胞血红蛋白浓度（MCHC）342.3g/L，PLT 120×10^9/L。

尿常规：正常。

便常规+潜血：正常。

急诊八项：BUN 3.7mmol/L，Na^+ 133.5mmol/L，Glu 4.88mmol/L，K^+ 4.21mol/L，CRE 80μmol/L，Cl^- 98.2mmol/L，Ca^{2+} 2.02mmol/L，CO_2 26.8mmol/L。

消化道肿瘤标志物正常。

DIC全项：PT 12.6s，APTT 42.8s，FIB 287mg/dl，FDP 18.9μg/ml，*D*-二聚体 1127ng/ml（参考范围0～250ng/ml）。

生化全项：LDH 1492U/L（参考范围114～240U/L），α-羟丁酸脱氢酶（α-HBDH）1403U/L（参考范围95～270U/L），明显增高，其余均正常。

心肌损伤标志物：TnI、Myo、CK-mb 均正常。

CRP 27.8mg/L（参考范围 0～8mg/L）。

胸片示，双下肺纹理粗重，网格样改变（图 5-1）。

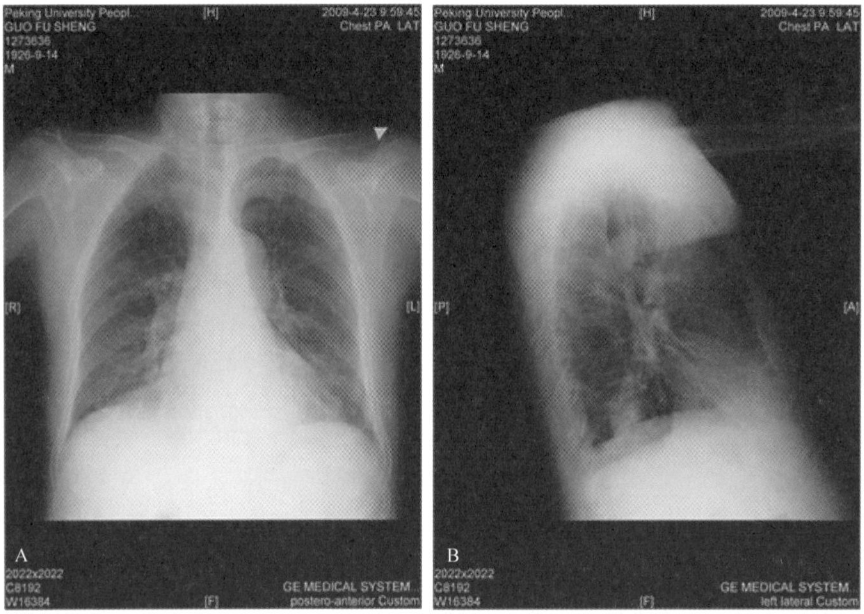

图 5-1　胸片示双下肺纹理粗重，网格样改变

A：正位片；B：侧位片

心电图：窦性心律，大致正常心电图。

- **家属询问：“大夫，查了这么多，有什么结果吗？”**
- **医生回答：“LDH 和 α-HBDH 酶学指标比较高，白细胞稍低，血红蛋白低。”**
- **家属询问：“这表明什么？”**
- **医生回答：“LDH 和 α-HBDH 在肝炎、心肌梗死、血液系统疾病、肿瘤、恶性贫血中可以升高，目前患者乙肝（乙型肝炎）、丙肝（丙型肝炎）均阴性，没有活动性肝炎，心电图正常，所以肝病、心肌梗死引起这两个酶升高的可能性不大。对于肿瘤性疾病，应该进一步完善影像学检查，除外实体性肿瘤。该患者白细胞稍低，同时有贫血，血液系统疾病不能除外，需要进一步**

完善骨髓穿刺检查。患者有腹胀，需要进一步完善内镜检查。”

- **家属询问：“我们不想让老人受罪，能不能先做点别的检查，B 超或者 CT 之类的？”**
- **医生回答：“可以，患者为高龄，如果不下地活动容易形成脑血栓或者肺炎，老人最好不要总在床上躺着，多活动活动。”**
- **患者说：“我浑身没劲，动不了。”**
- **医生回答：“随你们吧。”**

问题 3：患者贫血，LDH、α-HBDH 明显升高考虑什么原因？这和腹胀有无关联？
问题 4：为明确诊断，还需进一步完善哪些检查？
问题 5：该患者应观察哪些症状、体征？
问题 6：医生在与患者沟通时有哪些不足？

沟通解答

问题 3：患者目前化验 LDH、α-HBDH、*D*-二聚体明显增高，这可见于肝病、心脏病、恶性肿瘤、血液系统疾病。但是，肝功能方面白蛋白、凝血酶原时间、凝血酶原活动度正常，腹部超声及腹部 CT 未见肝、脾形态异常，这些均不支持肝病。患者未诉心悸，无活动后憋气，入院心电图及心肌酶未见异常，心脏疾病证据不充分。该患者的实验室检查异常让人很容易想到溶血性疾病，但患者胆红素检查正常，这点不支持。患者有轻度贫血、白细胞稍低，不能除外血液系统疾病，尤其要注意有无浆细胞病的可能。浆细胞常继发淀粉样变性，淀粉样物质会沉积在消化道平滑肌，可导致动力异常引起腹胀。

问题 4：为明确诊断，应完善心脏超声、骨髓穿刺及相关血液方面检查。恶性疾病可以解释该患者的实验室检查异常，应该完善影像学检查以除外肿瘤。

问题 5：该患者应监测生命体征、出入量情况，注意观察患者的腹部体征，询问其腹胀是否加重，观察是否有黄疸、喘憋、夜间不能平卧、排气排便不畅、发热等合并感染的情况。

问题 6：从本案例医生的沟通中可以看出其临床思路不清晰，没有很好把握患者的病情及诊疗。医生应该耐心地向患者家属交代病情的复杂性，而不能随口附和或者简单敷衍了之。患者轻度贫血，LDH 和 α-HBDH 明显增高，骨髓穿刺势在必行，且骨髓穿刺确为常规检查，没有太大创伤。主管医师应该耐心地向患者家属交代骨髓穿刺的必要性，使其接受。毕竟患者高龄，尽管外周血的免疫球蛋白正常，但应考虑到浆细胞病的可能。作为主管医生，应该晓之以理，耐心解释，获得患者及家属的信任和配合，从而完成必要的检查，进而明确诊断。老年患者卧床会出现肺炎、下肢静脉血栓形成、肺栓塞等严重并发症，主管医生应向患者及其家属充分说明活动的必要，而不能简单敷衍。讲清其中的道理，患者理解后是能够遵从医嘱的。

患者于住院第 7 天受凉后出现咳嗽、咳痰，痰为黄色黏痰，每日总量约 20ml，伴发热，体温最高达 37.8℃，不伴寒战、胸痛。查体示，精神差，双肺呼吸音粗，左下肺可闻及湿啰音，心音有力，律齐，各瓣膜区未闻及病理性杂音。急查血常规示，WBC 3.06×10^9/L，NE 68.6%。胸部 CT 提示左肺下叶肺隔离症，小叶中心型肺气肿及间隔旁气肿，双肺弥漫渗出性病变，左侧胸腔积液，考虑感染的可能。遂送检痰培养+药敏试验×3，暂给予头孢曲松钠（罗氏芬）2.0g 静脉滴注抗感染治疗。

患者于住院第 8 天出现憋气，查体示 T 37.3℃，BP 105/60mmHg，R 24 次/分，P 70 次/分，神清，表情淡漠，双下肺可闻及湿啰音，心律齐，各瓣膜区未闻及病理性杂音，双下肢可凹性水肿。心电图提示Ⅱ、Ⅲ导联 T 波低平，V_1～V_4 导联 T 波倒置（入院时 V_1～V_4 导联 T 波为直立）。急查血气分析示，pH 7.41，PCO_2 29.5mmHg，PO_2 67mmHg，BNP 14 106pg/ml 明显增高，肌钙蛋白正常，*D*-二聚体 2720ng/ml。胸片提示考虑急性左心衰竭可能性大，肺栓塞不能除外。积极给予患者吸氧、抗感染、利尿抗心力衰竭治疗，并向患者家属交代患者病重，随时有生命危险。

- **家属诉：“老爷子入院时是走着进的病房，现在做了那么多检查，花了那么多钱，不仅病情没有减轻，还随时有生命危险，你们医生的诊疗水平有问题。”**
- **医生解释：“患者年龄大，长期卧床，随时有发生肺部感染和血栓形成的风险，肺部感染有诱发心衰（心力衰竭）的可能，血栓形成并脱落可能导致肺栓塞，为明确是否有肺栓塞，需要到放射科行多排 CT 肺血管造影检查。”**
- **家属诉：“我们已经检查了很多，症状没见减轻反加重，拒绝进一步检查。”**

问题 7：患者出现突发病情变化时医生应该怎样处理？

问题 8：家属情绪激动时如何向家属解释病情变化？

问题 9：根据患者目前的病情变化，请再次进行诊断及鉴别诊断，为明确诊断应进一步进行哪些检查？

沟通解答

问题 7：患者住院期间出现憋气，因患者高龄，既往有高血压病史，长期卧床，应考虑到心肌梗死等缺血性心脏病、肺栓塞及肺部感染的可能，患者突然出现的憋气，胸片提示肺淤血，BNP 增高，考虑急性左心衰竭可能。在给予患者持续低流量吸氧、利尿降低心脏负荷、抗感染及抗心力衰竭治疗后，症状稍有缓解。

问题 8：家属情绪激动时，需要向患者及家属耐心解释病情。患者高龄，诊断不明，随时可能存在病情变化，这是高龄患者的临床特点。患者既往有高血压病史，可能存在潜在心脏功能不佳状态。入院后患者卧床，可能导致肺部感染。患者突发憋气，首先考虑肺部感染诱发心功能不全可能，但不能除外肺栓塞等其他疾病。患者病情发生变化，要积极关注患者病情；家属情绪激动，要充分表示理解。在积极与患者家属沟通的同时，也应及时告知上级医师，由上级医师凭借多年的临床经验再次与家属进行沟通。多次沟通可缓解家属的激动情绪，争取获得患者及家属的理解和信任。

问题 9：患者年龄大，住院期间卧床，活动减少，肺部感染诱发心功能不全的可能性大。患者既往有高血压病史，长期卧床，不能除外肺栓塞可能。在积极抗感染及治疗心力衰竭同时，完善 CT 肺血管造影检查。并监测生命体征，复查血常规、BNP、心肌酶、*D*-二聚体。

入院 10 天，患者接受了胸部 CT 检查，未提示肺栓塞征象。患者经过治疗后憋气症状好转，但感腹胀，近 5 天无大便，给予乳果糖（杜密克）通便效果不佳。立位腹平片无肠梗阻迹象（图 5-2）。给予甘油灌肠剂灌肠后排出大便，腹胀症状缓解。

家属对患者入院后未能明确腹胀、乏力原因不满意，要求到其他医院诊治，签署了离院知情同意书，要求医院安排救护车转院。

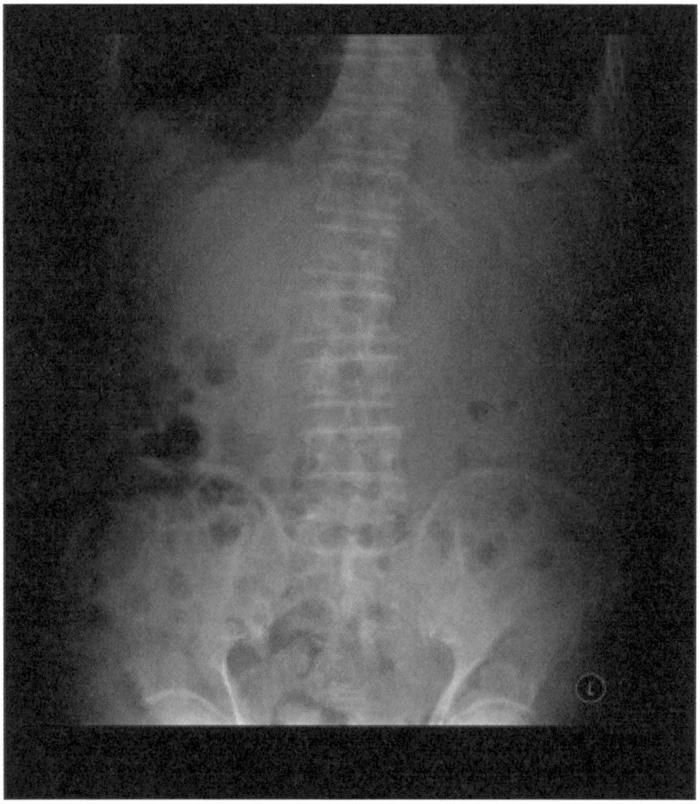

图 5-2　立位腹平片

问题 10：此时转院患者存在哪些风险？

问题 11：建议患者转院前应向家属交代哪些问题？

沟通解答

问题 10 和问题 11： 基于患者诊断并不明确，且已有心肺功能不全表现，故应向患者交代存在心力衰竭、呼吸衰竭和脑血管意外的可能。患者目前病因未明，病情危重，随时有生命危险，应向家属交代病情并签署自动离院单。

病例点评

老龄化是我国目前所面临的一个重要的社会问题，不仅影响经济水平的发展，更将加重医疗负担，使国家在医疗方面的投入成倍增加。老年患者的症状常常不典型，且合并症多，不仅经常在诊断时让医生费尽周折，而且在治疗的药物选择上常常因合并症导致治疗矛盾，往往需要权衡利弊，才能做出比较正确的诊疗计划。虽然，随着西医技术的发展，一些介入性的诊疗措施在临床上得到广泛应用，但对于老年患者，因其耐受性差，这些诊疗手段往往不能施行，加大了诊断的难度。笔者曾在门诊上接诊一例 82 岁高龄的老年女性，以主诉腹胀 1 天入院，患者神清语利，并无明显腹痛。在查体时感觉腹部触诊韧，有轻压痛，无明显肌紧张和反跳痛，听诊肠鸣音弱，3 次/分。后经立位腹平片确诊为消化道穿孔。所以，对于老年患者疾病的诊断常常让临床医生感到很棘手，漏诊、误诊率也较高。

本案例患者为老年男性，慢性病程，以“腹胀、乏力 2 个月”为主诉入院。腹胀、乏力缺乏特异性，很多疾病均可以导致，例如我们熟悉的消化道肿瘤，还有诸如结核病等感染性疾病。此外，内分泌疾病如甲状腺功能减退、肾上腺皮质功能减退等均可导致腹胀、乏力。围绕该患者，主管医生完成了血常规、尿常规、便常规＋潜血、红细胞沉降率、生化全项、CRP、凝血分析、消化道肿瘤标志物检查，在影像学方面，完成了胸片、腹部超声、腹部 CT 等检查，仅发现 *D*-二聚体、LDH、α-HBDH 明显增高。我们知道这 3 项指标属于特异性很差的实验室指标，无论是在炎症还是在肿瘤中，这些指标均会明显增高。相对来讲，α-HBDH 特异性强一些，常常在有心肌损伤时会增高。应该讲，主管医生在接诊这名高龄患者时，就以乏力和食欲下降这两个非特异性症状为主诉入院，给予的诊疗计划是合理的，也是非常全面的，但遗憾的是，检查的结果一些异常的指标也是非特异的。主管医生在一开始接诊患者时，家属的言语表明他们已经基本上认定患者是肿瘤，住院检查的目的也仅仅是确定他们的判断而已；而主管医生在回答时也是随声附和了患者家属，在一定程度上认可了家属的常识性判断，而并没有从专业角度把患者这种非特异性症状可以由感染性疾病、内分泌性疾病、肿瘤性疾病、免疫性疾病多种疾病所引起的情况向家属进行解释。一言概之，因没有把患者疾病的复杂性告诉患者及家属，这导致后来家属在诊断不清时出现急躁情绪，以及由于潜意识下没有把医生的专业权威树立起来，导致此后家属对医生所开具的检查不配合。在医生善意地嘱患者适当活动，减少绝对卧床时间，避免肺炎的发生时，患者由于心理压力大，并没有遵医嘱。但医生亦没有尽力，只是随口说了句“随你吧”，对患者家属没有起到很好的劝说作用。在某种程度上说，并没有百分之百地尽到医生的告知义务。

患者高龄，且卧床时间较长，随后在住院期间出现了肺部感染，进而出现了心力衰竭。这时，主管医生处理得当，及时地控制了症状，但患者家属的急躁及不信任情绪也随之达到了顶峰，后来经过上级医生很有耐心地与患者及家属交流，家属才表示理解。

沟通不充分和缺乏技巧常常是造成医患误解和矛盾的常见原因。医患沟通的技巧在目前的医患关系形势下尤为重要。首先从医生的角度来讲，尽管工作劳动强度很大，但毕竟在医院里还没有专门从事医疗咨询方面、成为医生和患者之间纽带的人员，医生就要全权负责。笔者认为，虽然患者或家属问题很多，但其原因常常是基于缺少医学知识，并且对患者病情焦虑、担忧。明白了这一点，我们就能够站在患者的立场去理解患者，对患者的问题就能够做到耐心解释，无论是在病房里，还是在医生办公室里，都应该耐心地倾听并解答患者的提问。尽管目前医疗水平较高，但诊断不清、死因不明的情况并不罕见，所以需要我们以一种专业的态度、专业的精神向患者及家属解释病情，并对疾病的发展有正确的预判，以保证无论发生什么情况，患者及家属都能够理解。

在本病例中，医生嘱患者要多下床活动，避免肺炎的发生；出发点是好的，但当患者不接受时，医生并没有耐心地告知。此时，患者及家属就容易对医生不信任，归根结底是医生在和患者及家属交流的过程中态度不认真，言谈太过草率。后来在患者果真出现了肺部感染，继而诱发了心力衰竭时，主管医生的专业处置虽然没有问题，但是与患者家属的交流是欠缺的。笔者认为，在患者的诊断未明确、病情又发生变化时，家属的急躁情绪是可以理解的。纵观整个救治的过程，主管医生并没有及时向患者家属介绍目前的病情是怎样的，为什么会出现这些情况，我们下一步的处理是怎样的，还需要做什么检查，为什么要做这些检查，如果经过以上的处理患者病情稳定说明什么，如果经过以上处理患者病情持续恶化，我们有什么进一步的措施，林林总总，这些都并没有向家属阐明。那么，怎么做到有效沟通呢？

首先，要强化人性观，不应对每个人划等级、划身份以区别对待，我们要尊重每一个人，同时我们应该敬畏生命，真切地关心患者。在一种身份平等的情况下和患者及家属交流。

其次，如前所述，患者及家属的问题常常缘于缺乏医学专业知识。清楚明确地回答患者及家属的问题是很重要的。应该学会换位思考，如果我们处于疾病状态下，也希望医生告诉我们自己的疾病诊断是什么，如何转归，预后如何。所以，我们还是应该在平等的基础上，用一种很耐心的态度回答他们的问题，而不是耐着性子勉强应付。

再次，我们在和患者沟通时要树立专业人士的形象，使患者信任我们，在沟通的内容上要注意科学、客观、通俗易懂。患者和家属往往不具备医学常识，或是通过网络和媒体获取了一些似是而非的信息，如果在诊疗活动开始的阶段不能达成沟通和信任，就容易造成误解。而要让患者及家属认可医生的权威性，主动配合治疗，解释病情时就要注意围绕患者的临床表现和可能的诊断及应对方案进行深入浅出的讲解，传达正确的信息。

在这里，针对医学心理学的学习是非常重要的。医学心理学既是医学的分支，也是心理学的分支。从医学分支的角度来看，医学心理学研究医学中的心理行为问题，如各种患者的心理行为问题、各种患者的心理行为特点、各种疾病的心理行为变化等。从心理学分支的角度来看，医学心理学研究如何把心理学的系统知识和技术用于医学各方面，包括在疾病过程中如何应用有关心理学知识和技术的问题。如果我们用医学心理学武装自己，又有广博的医学专业知识，同时又在平等博爱的基础上，我想沟通的效果肯定会更上一个台阶。

目前，为了减少医患冲突，媒体关于“医学不是万能的，医生不是万能的”的阐述甚嚣尘上。这种论调出发点是好的，是希望家属不要对医生的期望值过高，不过这无疑还是默认了医生和患者是站在一条线的两侧，并非同路人。真实的情况应该是医患双方是一条战线上的战友，我们所面对的敌人是共同的，只有疾病本身。

仅以此病例而言，鉴于患者高龄，合并疾病多，病情复杂，诊断面临困难。因此，在初始交代病情时应对患者及家属就可能原因、严重后果、最终可能会诊断不清的情况进行告知。在所有的医疗行为过程中要保持患者及家属适时适度的知情。

（陈国栋）

第六章　急性腹痛

在交代病情时一定要诚恳并自信，疾病是不断变化的，医生根据患者的病情变化安排检查，合情合理。一旦有病情的变化和辅助检查的支持，就需要随时向家属交代目前的状况和下一步的治疗方案。

患者女性，73岁，主因“突发腹部绞痛伴恶心呕吐1天”于2012年2月8日收入院。

现病史： 患者1天前进食少量牛奶、桃酥后出现腹部胀痛，下腹部为重，改变体位不能缓解。伴呕吐1次，为胃内容物，排黄色软便1次，呕吐及排便后腹痛无明显缓解。不伴寒战、发热，无反酸、胃灼热感，无血尿、血便。为进一步诊治就诊于我院急诊。

既往史、个人史及家族史： 高血压病史20余年，血压最高曾达240/100mmHg，10年前曾发生脑出血，无明显后遗症，现服厄贝沙坦氢氯噻嗪片（安博诺）、培哚普利（雅施达）及单硝酸异山梨酯（欣康），平时血压在130/75mmHg左右。2型糖尿病病史20余年，现口服拜唐苹（拜糖平）治疗，血糖控制可。心房颤动病史7年。半年前出现脑梗死，经保守治疗后好转，无明显后遗症。否认肝炎、结核病史，无烟酒嗜好。停经20年。否认家族遗传病史。

体格检查： T 37℃，BP 125/80mmHg，P 82次/分（律不齐），R 18次/分。腹部平坦，未见胃肠型及蠕动波，腹式呼吸存在。脐周、右下腹部轻压痛，无反跳痛、肌紧张，未触及包块，肝、脾肋下未触及，墨菲（Murphy）征阴性。腹部叩诊鼓音，Traube区存在，肝浊音界位于右锁骨中线第5肋间，移动性浊音阴性，肝区叩痛（－），脾区叩痛（－）。肠鸣音正常，4次/分。

- **患者询问：“大夫，我这得的是什么病啊？肚子痛得好厉害。”**

问题1： 该病例主要临床特点是什么？
问题2： 常见的急腹症包括哪些？
问题3： 患者腹部疼痛较为剧烈，而体征轻微，该如何解释？

沟通解答

问题 1： 患者老年女性，急性病程。突发腹部绞痛，进行性加重。既往合并内科疾病较多。查体生命体征平稳，腹部查体无明显阳性体征，呈现“症状重，体征轻”的临床特点。

问题 2： 常见急腹症包括急性阑尾炎，肠梗阻，急性胆囊炎，急性胰腺炎，泌尿系统结石，消化道穿孔，妇科疾病等。

问题 3： 剧烈腹痛是肠系膜上动脉栓塞患者的早期症状，发病早期查体常全身改变不明显，腹部平坦、柔软，可有轻度压痛，肠鸣音正常。对于这种临床症状重而体征轻微的情况，尤其是有心房颤动的患者，不明原因的剧烈腹痛应警惕肠系膜上动脉栓塞的可能性。对于腹痛原因不明的老年患者，病情可急转直下，交代病情时应让家属有这方面的心理准备。

完善血常规、尿常规、血尿淀粉酶、DIC 全项、腹部彩超、立位腹部平片检查，结果如下：

血常规：WBC 7.46×10^9/L，NE 81%，红细胞（RBC）4.21×10^{12}/L，Hb 125g/L，PLT 311×10^9/L。

尿常规：正常。

血、尿淀粉酶：正常。

腹部彩超：胆囊稍增大，胆囊壁不厚，肝外胆管无扩张。胰腺未见明显异常，肝、脾未见明显异常。腹腔内肠管扩张，积气，未见明确腹腔积液，右下腹因肠气干扰检查不满意。

立位腹部平片：膈下未见明确游离气体；中腹部可见肠管扩张，伴气液平面，考虑小肠梗阻（图 6-1）。

- **家属询问：“大夫，查了半天，到底什么问题啊？先给我们止疼吧？”**

问题 4： 目前能不能应用镇痛药物？
问题 5： 对患者的影像检查结果如何分析？
问题 6： 根据目前患者情况，入院后应如何进行病情的告知？
问题 7： 该患者的既往史中有哪些需要注意的情况？
问题 8： 体格检查中应注意什么？
问题 9： 根据目前的资料入院诊断和鉴别诊断应包括哪些疾病？

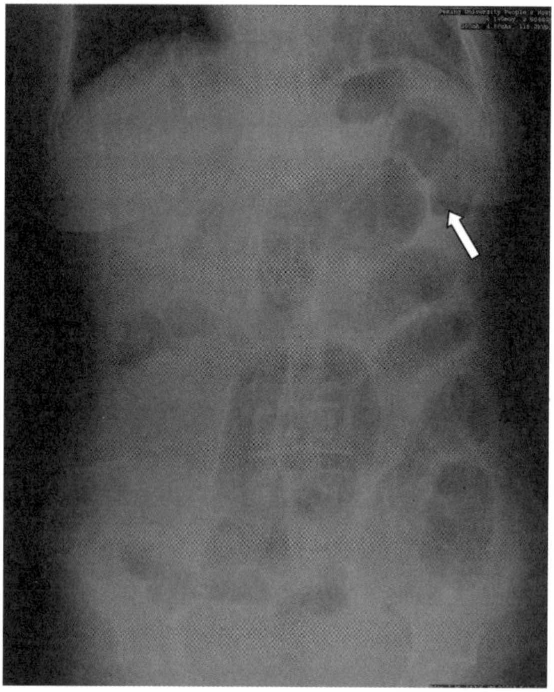

图 6-1　立位腹部平片

提示膈下未见明确游离气体。中腹部可见肠管扩张，伴气液平面（箭头所示），考虑小肠梗阻

问题 10：是否应该使用抗生素？如果使用，应选择哪类抗生素？

问题 11：如何安排下一步的检查？

沟通解答

问题 4：对于急腹症患者，在不能明确诊断之前，最好不要使用镇痛药物。应用镇痛药物会掩盖患者病情，而且对于判断患者疾病的变化和进展有所影响，可以考虑使用解痉类药物。

问题 5：早期肠系膜缺血性疾病的患者腹部平片无异常表现，随着病情进展可出现气液平面、肠管积气扩张等肠梗阻的征象。超声检查简便、经济、快捷，临床应用广泛。但肠系膜缺血性疾病的患者多数有肠壁的水肿、肠管积气，超声检查的个体差异较大。另外，患者体型、顺应性以及操作者的水平等诸多因素都会影响检查结果。

问题 6： 针对此患者，在告知病情时要谨慎小心。首先，根据患者的情况需要交代病情较重，但根据目前的症状、体征、实验室检查和辅助检查无法做出明确诊断。应当说明，此时可以针对目前情况给予患者对症治疗，如禁食水、补液、解痉、抗感染治疗，密切观察病情变化的同时，需要联系进一步检查以协助明确诊断。

问题 7： 患者的既往史中应当注意，患者为老年女性，有高血压、糖尿病等合并疾病，既往有心房颤动病史和脑梗死病史，这些都是肠系膜上动脉栓塞的危险因素。

问题 8： 随着诊疗的进行，患者的体征会出现变化。发生肠管的缺血坏死时，患者全身状况会出现改变，如发热，心率增快，血压下降等，腹痛症状会不断加重，查体会发现腹部压痛，伴有反跳痛和肌紧张，听诊肠鸣音减弱或消失。由于缺血导致肠黏膜坏死脱落，而出现消化道出血的症状。

问题 9： 根据患者的临床信息，应当考虑的诊断为肠系膜缺血性疾病。鉴别诊断应包括急性机械性肠梗阻，急性阑尾炎，消化道穿孔，急性胆囊炎，急性胰腺炎等急腹症。

问题 10： 患者为急腹症，中性粒细胞百分比升高，腹部平片提示肠梗阻，可以考虑使用抗生素。应当考虑使用兼顾革兰阴性菌的广谱抗生素＋抗厌氧菌药物。

问题 11： CT＋血管造影检查对于肠系膜缺血性疾病的诊断尤为重要，其敏感性和特异性均高于超声检查。而且此检查具有无创伤性、全天候进行、方便快速等优点，这使其成为疑似肠系膜缺血性疾病患者的首选检查。下一步应当安排患者进行腹部 CT＋血管造影检查。同时应当完善血生化、凝血分析、胸片、心电图等检查。

患者于 2012 年 2 月 8 日以急腹症收入院，向患者交代病情为“腹痛待查，小肠梗阻”可能性大，予以胃肠减压，静脉补液，头孢呋辛＋甲硝唑抗感染治疗。生化检查示，TBIL 16.5μmol/L、DBIL 6.8mol/L。心电图示心房颤动，HR 为 95 次/分。胸片示右肺多发陈旧病变，左肺大部实变。腹部 CT 平扫提示肝内胆管积气，门静脉内部分积气。

- **患者询问：“大夫，到底是什么原因导致腹痛？为什么胆道会出现积气？”**

问题 12： 胆管积气常见于哪类疾病患者？

问题 13： 下一步需要进行什么检查？

沟通解答

问题 12：胆管积气常见于行胆肠吻合术后的患者，或由于各种原因造成胆管肠管瘘的患者，因胆道与肠道相通，胆道内可出现气体，偶见于严重胆道感染患者。

问题 13：下一步应当安排腹部 MRI 检查，或增强 CT 检查，明确患者肝内积气的情况，究竟是胆道积气还是门静脉积气。

2012 年 2 月 9 日，患者体温开始升高，腹痛开始加重，体温最高 38.5℃。查体见全腹压痛，右下腹偏正中明显，腹壁肌紧张，反跳痛不明显。急查血常规示，WBC10.31 × 10^9/L，NE93％。磁共振逆行胰胆管造影（MRCP）示，胆总管下段轻度扩张，肝内胆管未见积气（不排除已吸收可能）。放射科教授协同阅片认为，门静脉内积气严重，以左肝内门脉系统积气明显。MRCP 发现腹腔内出现积气、积液。

问题 14：如果放射科一线医生汇报为胆管积气，而放射科教授认为是门静脉积气，如何向家属解释？

问题 15：门静脉积气常见于什么疾病？

问题 16：腹腔内积气积液常提示什么情况？有无手术指征？

沟通解答

问题 14：肝内门静脉系统积气表现为肝内树枝状气体的影像，不是十分常见的影像学表现，放射科一线医生在诊断时出现偏差是有可能的。因此，在交代病情时一定要诚恳并自信，告知疾病是不断变化的，对放射科医生的诊断误差不应指责，应当让患者知道医生根据患者的病情变化安排检查，这个过程也合情合理。

问题 15：门静脉积气常见于肠管缺血坏死，此影像常常预示患者预后较差。

问题 16：腹腔内积气积液常常提示腹腔内的空腔脏器穿孔，对于近期没有接受过手术的急腹症患者，腹腔内出现游离气体常是急诊剖腹探查的手术指征。此患者肠梗阻并出现腹腔积气积液，预示可能出现肠管坏死，是手术的指征之一。

2012 年 2 月 10 日，腹部增强 CT 检查提示，肠系膜上动脉栓塞（图 6-2A 和 B），肠管壁间可见环形或串珠样积气（图 6-2C），门静脉积气，肝内门脉系统积气（图 6-2D）。综合患者既往病史、体征及辅助检查，考虑肠缺血坏死可能性较大，不排除已并发肠穿孔可能，有紧急手术治疗指征。

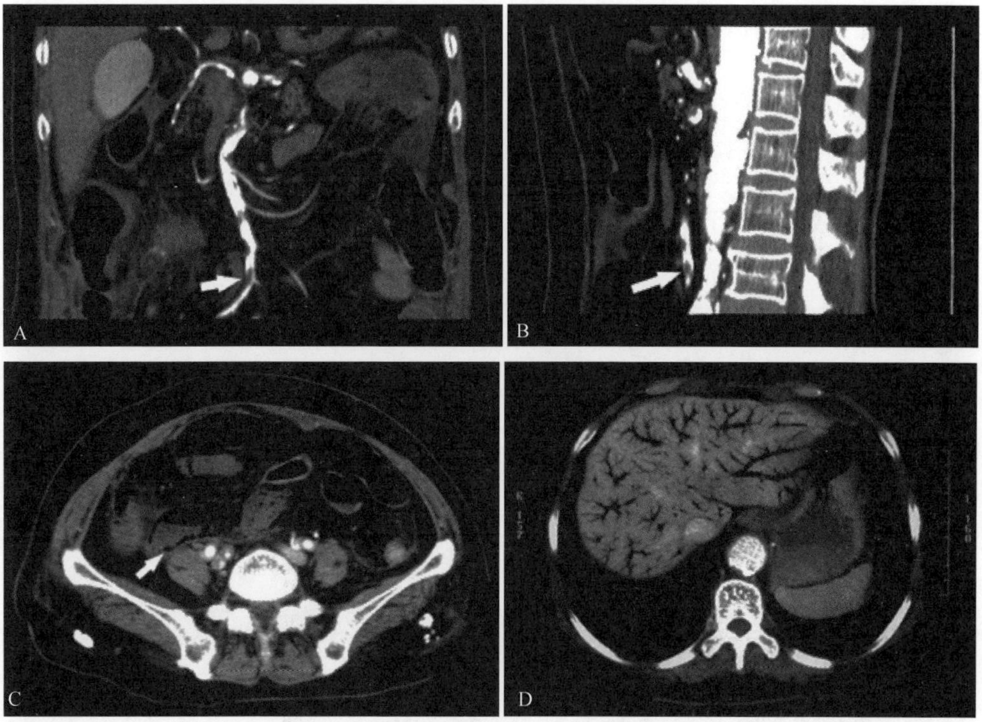

图 6-2　腹部 CT＋血管造影

A 和 B. 白色箭头指示肠系膜上动脉内充盈缺损（血栓栓塞）；C. 肠腔内可见气液平，肠管壁间可见串珠样积气（白色箭头）；D. 肝内门静脉积气，肝内树枝状气体影像

- **患者及家属询问：“大夫，不是小肠梗阻吗，怎么又变成肠坏死了？你们为什么不早些做手术啊？这不是耽误病情么？”**

问题 17：请针对手术适应证进行考虑，如何对患者及家属交代病情？

问题 18：患者病情发展迅速，结合患者一般情况、合并疾病、症状和体征的特点和辅助检查，应当考虑哪类疾病？

沟通解答

问题 17： 患者以突发腹痛入院，腹痛进行性加重，腹部体征逐步呈现腹膜炎表现，保守治疗无缓解，且辅助检查提示肠缺血坏死，可能存在肠穿孔，因此具备手术指征。应当向患者家属交代，患者病情十分危重，可能预后较差，但目前必须尽快行剖腹探查，切除坏死肠管，尚有一线生机。手术应获得患者和家属的知情同意。

问题 18： 患者初始以急性剧烈腹痛为主要症状，既往合并高血压、糖尿病、心房颤动，有脑梗死病史，初期体征不明显，但随着病情进展，腹痛渐加重，全身感染中毒症状加剧，腹部体征呈现腹膜炎，结合腹部增强 CT，提示肠系膜缺血性疾病，且为肠系膜动脉栓塞的典型表现。

向患者及家属交代病情和治疗计划，取得患者及家属的理解和同意后，急诊进行剖腹探查，术中发现部分末段回肠干性坏疽，累及肠管约 1.7m，肠管表面呈灰绿色，肠壁张力消失，无蠕动；肠系膜动脉搏动消失，剩余小肠及结肠未见异常（图 6-3）。术中诊断肠系膜上动脉血栓栓塞，小肠部分缺血坏死。决定行小肠部分切除术，小肠-小肠吻合术。

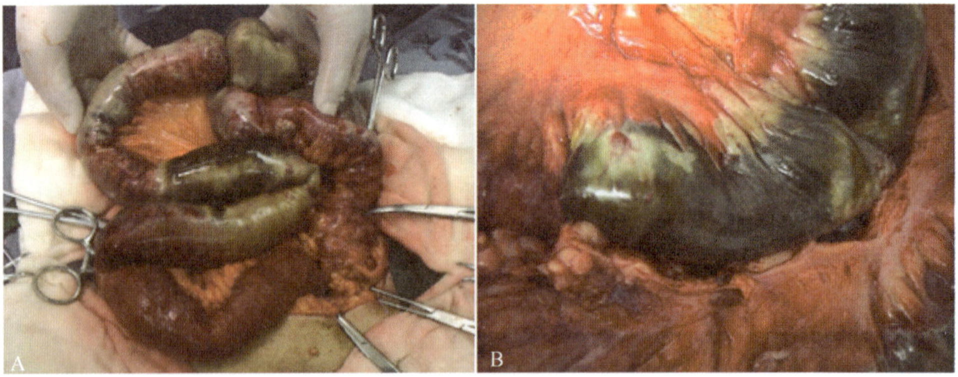

图 6-3　剖腹探查术中照片

约 1.7m 末端回肠“干性坏疽”，肠管呈灰绿色，张力消失，无蠕动

问题 19：手术中如何判断肠管活力？

问题 20：肠系膜动脉栓塞和静脉栓塞的症状和体征有哪些特点？如何辨别？

问题 21：对于肠系膜血管疾病，肠管切除范围应当如何考虑？

问题 22：此患者会不会发生“短肠综合征”？如何向家属交代此问题？

问题 23：此类患者术后还应进行哪些治疗？

沟通解答

问题 19：手术当中，主要根据肠管颜色、肠系膜边缘动脉搏动、肠管壁的张力和蠕动情况判断肠管活力。正常肠管呈粉红色，肠管蠕动好，可见肠系膜边缘动脉搏动。

问题 20：肠系膜动脉栓塞的患者主观症状重，但体征较轻。相比之下静脉栓塞的患者常常腹痛不明显，但腹胀、腹部体征较明显。

问题 21：肠系膜血管疾病出现肠管坏死时，切除范围应当大于坏死肠管。目前也可根据损伤控制外科理论，切除明显坏死肠管，保留疑似肠管进行造瘘或旷置，待患者一般情况好转后再次剖腹探查，以确定切除范围，减少病死率和短肠综合征的发生。

问题 22：“短肠综合征”是由于不同原因造成小肠吸收面积减少而引起的一个临床症候群，多由广泛小肠切除、小肠短路手术造成保留肠管过少，导致营养物质的吸收障碍、腹泻和营养不良，严重时可危及患者生命。一般来讲，保留回盲瓣的患者小肠大于 50cm，或不保留回盲瓣的患者小肠大于 100cm 时不会出现短肠综合征。此患者切除小肠 1.7m，留有大于 2.0m 的小肠，且保留有回盲瓣，应当不会出现短肠综合征，但应当向患者家属交代，术后可能出现再次栓塞或肠管缺血坏死范围进一步增大，需要进一步观察病情变化，随时可能需要再次剖腹探查。

问题 23：术后患者应当注意补液治疗，维持有效循环血量，保证组织灌注。同时应积极进行抗凝治疗，以预防再次栓塞。患者肠黏膜屏障需要恢复，应当予以抗生素治疗，抗菌谱应当覆盖革兰阴性菌和厌氧菌。同时应当进行肠外营养支持治疗。

术后积极进行抗凝治疗，以预防血栓的再次栓塞。手术中同时予以开放深静脉通路，术后进行肠外营养支持治疗，患者病情逐渐平稳，顺利恢复。

病例点评

急性肠系膜缺血性疾病（acute mesenteric ischemia，AMI）是少见的急腹症之一，随着人口老龄化的进展，近年来发病率呈上升趋势。其主要病因是肠系膜血管急性血循环障碍，导致肠管缺血坏死，临床表现为血运性肠梗阻。其发病较为隐匿，临床症状与体征不相符且不具特异性，病情发展迅速，尽管近年来外科诊治水平不断提高，病死率仍高达60%～80%。

剧烈腹痛是肠系膜上动脉栓塞患者的早期症状，就诊前24h约有95%的患者会出现这种症状。30%～40%的患者会伴随恶心呕吐、腹泻等胃肠道症状。而血便的发生率较低，约为16%，如果出现常常提示肠黏膜缺血、坏死。随着病情的进展，上述症状可能会逐步发生。发病早期查体全身改变常不明显，腹部平坦、柔软，可有轻度压痛，肠鸣音正常。对于这种临床症状重而体征轻微的情况应考虑肠系膜上动脉栓塞的可能性。此时，容易与不典型的阑尾炎相混淆，交代病情时不能只考虑常见疾病，如阑尾炎、胆囊炎等，还要根据患者的特点，考虑到肠系膜动脉栓塞的可能。此患者为老年女性，有高血压、糖尿病等合并疾病，既往有心房颤动病史和脑梗死病史，这些都是肠系膜上动脉栓塞的危险因素。

辅助检查方面，常用的实验室检查异常包括血液浓缩，白细胞升高，血清淀粉酶、乳酸脱氢酶等酶学指标可升高，但是没有足够的敏感性和特异性。绝大多数急性腹痛的患者会接受腹部X光检查，早期肠系膜缺血性疾病的患者腹部平片无异常表现，随着病情进展可出现气液平面、肠管积气扩张等肠梗阻的征象。超声检查简便、经济、快捷，临床应用广泛。但肠系膜缺血性疾病的患者多数有肠壁的水肿，肠管积气，超声检查的个体差异较大。另外，患者体型、顺应性以及操作者的水平等诸多因素都会影响检查结果。CT血管造影检查对于肠系膜缺血性疾病诊断的敏感性和特异性很高，而且此检查具有无创伤性、全天候、方便快速等优点，使其成为疑似肠系膜缺血性疾病患者的首选检查。腹部CT增强检查不仅可以清楚显示动静脉，还可以排除其他急腹症相关疾病，而且可以从肠壁的水肿、增强程度和是否存在气泡等方面来判断肠管活力。CT 血管造影检查的血管三维重建可以明确血管阻塞部位和程度，还能够评价远端血管的灌注及侧支循环的形成情况，对治疗有很大的指导意义。在临床工作中，医生必须根据患者的临床特点、症状、体征和实验室检查来解读患者的辅助检查结果，切不可完全依靠某项辅助检查来诊断疾病。而且外科急腹症涉及的疾病谱较广，在缺乏临床经验的情况下，很难在初期给予患者和家属十分确切的诊断，但是在交流时可以将检查的目标提前告知患者，随时向患者及其家属交代病情的变化和检查的结果，这对建立医患之间的信任是很重要的。

随着诊疗的进行，患者的病情会出现变化。发生肠管的缺血坏死时，患者全身状况会出现改变，如发热、心率增快、血压下降等，腹痛症状会不断加重，查体会发现腹部压痛，伴有反跳痛和肌紧张，听诊肠鸣音减弱或消失。由于缺血导致肠黏膜坏死脱落，而出现消化道出血的症状。而在腹部增强 CT 检查时，肠壁积气和门静脉积气在肠壁缺血坏死中并不多见，但是该征象对肠缺血坏死特异性很高。肠壁积气表现为壁层内环形线状或串珠样气泡影。肝内门脉系统积气表现为肝内树枝状气体的影像。因此，在交代病情时一定要诚恳并自信，疾病是不断变化的，医生根据患者的病情变化安排检查，合情合理。此患者初期症状不典型，采取保守治疗并观察的方案是正确的。一旦有病情的变化和辅助检查的支持，就需要随时向家属交代目前的状况和下一步的治疗方案。肠系膜缺血性疾病的治疗包括非手术治疗和手术治疗两个部分。非手术治疗包括液体复苏，稳定循环血容量，纠正水、电解质、酸碱平衡紊乱。应用针对肠道菌群和厌氧菌的抗生素。对于症状较轻、没有腹膜炎症状的患者可以进行溶栓、抗凝等治疗。手术治疗方面，肠系膜上动脉栓塞可行介入或开腹手术取栓。血栓形成可行血管内膜切除或旁路移植（搭桥）术改善病变肠管的血液供应。如果出现肠坏死，应做肠切除吻合术。

手术前需要患者和（或）家属签署知情同意书。首先，要交代患者目前的诊断，并且要交代目前的病情是否危重，此患者手术前考虑肠缺血坏死，且一般情况较差，合并基础疾病。医生必须要交代这些情况，并且在手术前要考虑到手术中的各种风险，如手术出血、损伤、手术中手术方式的改变等，并对手术可能会造成的后果进行充分说明。此患者手术当中很有可能需要切除小肠，因此，对过多切除小肠后，患者可能出现“短肠综合征”、营养不良的风险需要着重交代。同时，还要交代此类患者手术后还可能有再发血栓栓塞的风险。手术当中，主要根据肠管颜色、肠系膜边缘动脉搏动、肠管壁的张力和蠕动情况判断肠管活力。本病例中如术中照片所示，肠管呈灰绿色，蠕动和张力消失，考虑为肠坏死。对于怀疑血运障碍的肠管，应当用温盐水纱布湿敷、肠系膜根部封闭的方法观察其血流变化。在肠管吻合前，要注意两端肠管的血运情况（图 6-4），避免发生吻合口漏的风险。目前也可根据损伤控制外科理论，切除明显坏死肠管，保留疑似肠管进行造瘘或旷置，待患者一般情况好转后再次剖腹探查，以确定切除范围，减少病死率和短肠综合征的发生。术后应积极进行抗凝治疗，预防血栓再次栓塞。同时还应注意患者的营养支持治疗，如有可能，应当争取建立肠内营养通路，改善患者的营养状况。

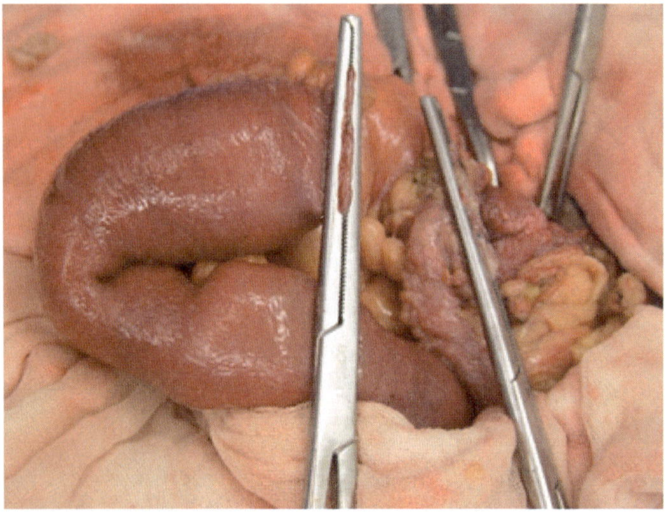

图 6-4　术中照片

肠吻合前肠管活力判断，颜色呈粉红色，可见蠕动波

医患沟通需要首先建立在患者及家属信任的基础上，需要医生不断丰富自己的知识和阅历，更需要经验教训的累积。与患者和家属交谈之前要充分准备，交代病情时要自信，同时也需要尊重患者，通过换位思考、理性客观地分析和交代，才能达到良好的医患沟通效果。

（沈　凯）

第七章　自发性气胸伴肺癌

疾病的诊断是一个过程，在检查、治疗过程中，医患沟通要保持常态，随时告知患者及家属病情变化以及检查结果，尤其是预期外的结果。

患者男性，46岁，主因"咳嗽2个月余，突发胸闷憋气3天"于2010年11月18日收入院。

现病史：患者2个月余以来间断出现咳嗽，咳少量白色泡沫痰，无发热、咽痛，无咯血、胸痛，未予处理。3天前无明显诱因出现咳嗽加重，并右侧胸痛、胸闷、憋气，伴右胸部紧缩感，无明显头晕，无咳痰及咯血，无发热。近3日来胸闷、憋气症状无缓解，为进一步诊治，就诊于我院。患者自起病以来，一般情况可，饮食、睡眠可，二便如常，体重无明显变化。

既往史、个人史及家族史：自诉"青霉素"过敏史，吸烟30年，每天20支。饮酒20年，乙醇摄入量相当于25g/d。否认肝炎、结核病史，否认家族遗传病史。

体格检查：神清合作，生命体征平稳，胸廓无畸形，胸壁静脉无曲张，胸骨无压痛。右侧呼吸动度减弱，肋间隙正常，右侧语颤减弱，无胸膜摩擦感，无皮下捻发感，叩诊左侧清音，右侧呈鼓音，呼吸规整，左肺呼吸音清，右肺呼吸音消失，双肺无啰音。

- **患者询问："大夫，我这得的是什么病啊？一直都胸闷、憋气，坐着、躺着都一样。"**

问题1：该病例主要临床特点是什么？首先考虑的诊断是什么？
问题2：为明确诊断，最需完善的下一步检查是什么？

沟通解答

问题1：患者近期来出现咳嗽症状，因突发胸闷憋气就诊，结合该患者病史、临床表现及查体，首先考虑右侧自发性气胸可能，同时需除外心脏疾患。

自发性气胸是指因肺部疾病使肺组织和脏胸膜破裂，或靠近肺表面的细微气肿泡破裂，肺和支气管内空气逸入胸膜腔。多见于男性青壮年或患有慢性支气管炎（慢支）、肺气肿、肺结核者。本病属胸外科急症之一，严重者可危及生命，及时处理可治愈。常见临床症状有呼吸困难、胸痛、刺激性咳嗽，气胸合并血胸时，如出血量多，患者会出现心悸、血压低、四肢发凉等休克症状。X线检查是诊断气胸最可靠的方法，可显示肺萎缩程度、有无胸膜粘连、纵隔移位及胸腔积液等。

问题 2：胸片是简单、准确的确诊气胸的检查。首选胸片明确诊断，同时行心电图检查除外心脏疾患。

患者进一步完善血常规、心电图、胸片检查，结果如下：

血常规：WBC 9.46×10^9/L，NE 75%，RBC 4.21×10^{12}/L，Hb 125g/L，PLT 311×10^9/L。

心电图：未见异常。

胸片：右肺野外带可见无肺纹理区，内侧见肺组织压缩于肺门区；印象，右侧气胸，肺压缩约 90%（图 7-1）。

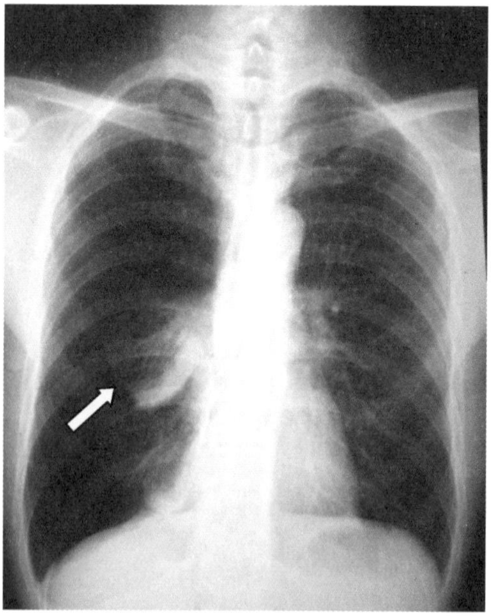

图 7-1　胸片

提示右侧气胸，右肺压缩约 90%。图中箭头所指提示压缩性肺不张

- **家属询问："大夫，我们到底是什么问题？严不严重？应该怎么治疗？"**

问题 3：根据目前患者情况，处理原则是什么？
问题 4：患者入院后应如何进行病情的告知？

沟通解答

问题 3：根据患者的病史、查体及临床表现，结合胸部 X 线表现，患者右侧气胸诊断明确。因患者之前无相应呼吸系统病史，无胸部外伤史等，首先考虑原发性自发性气胸。治疗方面，因患者右侧气胸量大，右肺几乎全部压缩，患者症状明显，根据治疗原则，应首先考虑行闭式胸腔引流术，以减轻积气对肺和纵隔的压迫，促进肺尽早膨胀，同时应用抗生素预防感染。

问题 4：气胸是急症，处理不及时会危及患者生命。应向患者及家属交代胸腔闭式引流的必要性及风险。同时告知患者，处理气胸急症后会进行相关检查，了解肺内情况，除外其他肺内疾患。

2010 年 11 月 18 日以"右侧自发性气胸"收入院，向患者交代病情，于局部麻醉下行右侧胸腔闭式引流术。置入胸腔引流管后嘱患者咳嗽，可见大量气泡溢出。术后患者胸闷、憋气明显缓解。

- **患者询问："大夫，我的病是不是放这么一根管子就解决了？我还需要做大手术吗？"**

问题 5：气胸的胸腔镜手术指征有哪些？
问题 6：如何回答患者提出的上述问题？

沟通解答

问题 5：自发性气胸的胸腔镜手术指征包括，①血气胸；②有 2 次发作以上的反复多次发作者；③本次气胸发作，而另一侧曾经发生过气胸者；④双侧气胸或张力性气胸；⑤巨大肺大疱，压迫周围正常肺组织，严重影响心肺功能；⑥体育爱好者、体力工作者、经常出差或户外工作者，如渔民、飞行员、推销员等特殊职业者；⑦胸腔插管闭式引流术后，仍然持续漏气，或引流时间过长，胸水颜色渐变混浊，血象升高，有胸腔感染迹象；⑧经保守治疗后，肺复张不满意，或存在明显的胸膜异位粘连，局限性包裹；⑨女性气胸，可疑存在子宫内膜异位症。

问题 6：对于该患者，因其为首次发作气胸，且无血气胸，可以先考虑胸腔闭式引流保守治疗。但如果胸腔插管闭式引流术后仍然持续漏气，右肺复张不满意；或引流时间过长，胸水颜色渐变混浊，血象升高，有胸腔感染迹象等，则需考虑行手术治疗。

2010 年 10 月 19 日复查胸片示，右肺较前复张，右肺上叶仍可见无肺纹理区域，右肺上叶复张欠佳（图 7-2）。

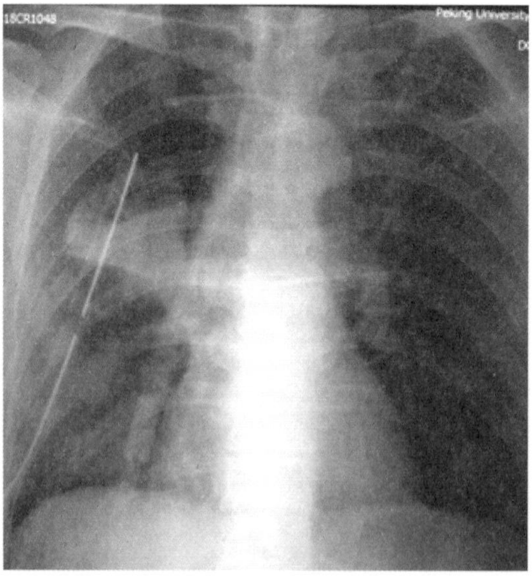

图 7-2　闭式引流术后复查胸片提示右肺部分复张，右肺上叶复张欠佳

由于右肺上叶不能复张，向患者交代病情及预后以后，决定行胸腔镜探查。术中探查见右肺下叶背段明显肺大疱，直径约5cm，另于右肺中叶外侧段可见簇状肺大疱，单个大疱直径0.2～0.5cm，病变范围约2cm，部分肺大疱破裂，周围少许瘢痕组织形成。将肺大疱及周围瘢痕组织分别以直线切割缝合器完整楔形切除，生理盐水冲洗胸腔，嘱麻醉师吸痰膨肺，右肺中下叶复张良好，右肺上叶完全不能复张。反复吸痰、调整气管插管位置，膨肺，右肺上叶仍完全不能复张，再次仔细探查右肺各叶及支气管未见明显肿物及外压性改变，纵隔肺门未及明显肿大淋巴结。

问题7：此时应如何解决右肺上叶不张？

沟通解答

问题7：此时要积极寻找肺不张的原因，应考虑到右肺上叶开口局部阻塞性病变可能。术中行支气管镜检查。

术中行支气管镜检查。于右肺上叶支气管开口处可见菜花样新生物，管腔完全堵塞，肿物平上叶开口，质糟脆，触之易出血，余未见异常。支气管镜下行右肺上叶开口肿物及中间段支气管近端黏膜活检。术中再次向患者家属交代病情。

- **患者家属询问：“大夫，不是说是气胸吗，怎么又发现肺不张了？为什么会肺不张？那现在该怎么办？”**

问题8：针对此种术中情况，如何向家属交代病情？
问题9：针对此种术中情况，目前的解决方案是什么？
问题10：患者需进一步完善哪些检查及原因？

沟通解答

问题 8： 患者从病史和胸片判断考虑为右侧自发性气胸，但行胸腔闭式引流术后右肺上叶持续不张，这正是此次胸腔镜手术探查的原因和目的所在。术中切除右肺大疱后，麻醉医生膨肺后仍存在右肺上叶不张。为寻找肺不张原因，术中行支气管镜检查，于右肺上叶支气管开口处见到新生物。至此，明确肺不张的原因是右肺上叶支气管内肿物堵塞管腔，并非肺大疱持续漏气。此为术中偶然发现，通常气管内肿物在普通胸片中很难发现，只有通过支气管镜检查和进一步胸部 CT 检查才能诊断。

问题 9： 因为患者此次支气管内肿物为偶然发现，诊断首先考虑支气管肺癌，但术前并未完善胸部 CT 及与肺癌相关的其他检查，因此，目前直接行手术切除并不符合治疗流程和原则。建议此次于气管镜下先取病理活检，结束手术，返回病房，进一步完善相关检查，待病理诊断明确，相关检查完善后，再根据检查结果决定下一步治疗方案。

问题 10： 等待病理明确诊断的同时，应了解肺功能，并进行骨扫描、腹部 CT 等检查，了解有无转移，明确肺癌分期。

术中与患者家属交代病情，考虑患者右肺上叶占位不除外恶性可能，拟完善进一步检查，明确诊断后决定进一步治疗。遂暂时结束手术，患者返回病房。

患者气管镜病理结果回报，右肺上叶开口鳞癌，右肺中间段支气管黏膜慢性炎症，未见肿瘤细胞。胸部增强 CT 示，右肺上叶支气管周围见不规则软组织密度影包绕，增强扫描明显强化，右肺上叶支气管前段阻塞（图 7-3）。考虑右肺上叶支气管占位，支气管肺癌可能。肺功能检查示，用力肺活量（FVC）3.16L，第一秒用力呼气量（FEV1）2.16L，肺一氧化碳弥散量（DLCO%）49.3%。常规头颅磁共振成像（MRI）示，颅内未见转移灶。全身骨显像示，全身骨骼未见转移征象。腹部 CT 未见明显异常。

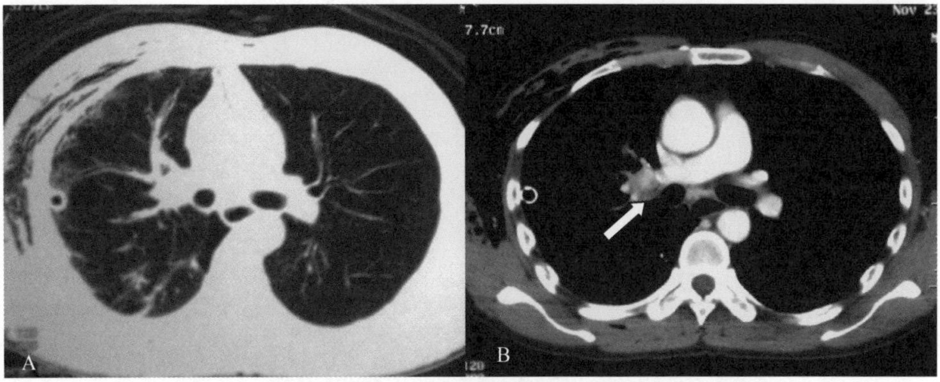

图 7-3 胸部增强 CT

A. 右肺上叶支气管周围见不规则软组织密度影包绕；B. 增强扫描明显强化，右肺上叶支气管前段阻塞（白色箭头所示）

问题 11：该患者的临床分期情况如何？目前情况下的治疗方案及具体手术方式？

问题 12：术前如何向患者及家属交代病情和手术相关风险？

沟通解答

问题 11： 结合相关检查，目前该患者诊断考虑右肺上叶鳞癌，临床分期T1N0M0，Ⅰa 期。对于临床分期为Ⅰ期和Ⅱ期的非小细胞肺癌，治疗方式首选手术切除，手术切除范围为右肺上叶切除＋纵隔淋巴结清扫。因该患者病变位于右肺上叶支气管开口，单纯肺叶切除无法完全切除病灶，对于该患者而言，手术方式应为右肺上叶支气管袖式切除＋纵隔淋巴结清扫。

问题 12： 术中最常见的风险包括出血、术中损伤周围血管神经。术中如发现右肺上叶袖式切除仍无法完全切除肿瘤，则需行右全肺切除术。术后并发症包括吻合口瘘、术后出血、肺炎、肺不张，乳糜胸等，长期并发症包括术后吻合口狭窄。术后根据石蜡病理结果确定最终病理分期后，决定是否需要行术后辅助化学治疗（化疗）或放射治疗（放疗）。术前需向患者及家属交代如上病情和手术相关风险。

2010年11月30日，于全身麻醉下行右侧开胸探查，右肺上叶支气管袖式切除术。于右肺上叶支气管近端0.5cm处切断右主支气管，于开口远端1.5cm处切断中间段支气管，将右肺上叶完整切除（标本见图7-4）。将右侧中间段支气管上提，与右主支气管断端以3-0可吸收缝线行端端单纯间断缝合，以带蒂的前纵隔脂肪带包绕吻合口周围。加水充气确认支气管、血管残端及肺组织无出血及漏气。

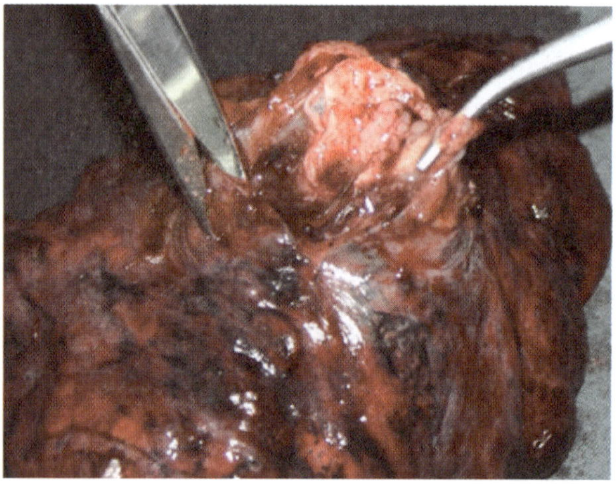

图7-4　右肺上叶切除标本

可见右肺上叶支气管内新生物，阻塞右肺上叶支气管

问题13：手术中如何保证肿瘤已完全切除无残留？

问题14：支气管袖式切除术后吻合口瘘发生的原因有哪些？如何避免吻合口瘘的发生？

问题15：该患者术后治疗及护理需特别注意哪些问题？

沟通解答

问题13：袖式切除术中为保证肿瘤已完全切除，常规取支气管切缘送冰冻病理，明确支气管切缘是否阴性，如为切缘阳性，则需要继续补充切除。

问题 14： 袖式肺叶切除术后吻合口瘘（支气管胸膜瘘）为常见且较为严重的并发症。支气管胸膜瘘的发生与围术期多种因素相关，文献报道其发生率在 1%～8.5%。造成术后吻合口愈合不良的因素包括术前放化疗、应用免疫抑制剂、全身营养状态差、高龄和糖尿病等，术中行全肺切除、残端过长、残端血运差、残端肿瘤残余及残端张力过大，术后肺部感染等。

问题 15： 术后治疗和护理中需注意加强抗感染治疗及促进患者排痰。如患者主动排痰困难，则需气管镜辅助吸痰，此外行气管镜检查的另一个目的是明确吻合口愈合情况。

术后患者恢复顺利，术后病理回报，（右肺上叶）肺支气管中央型中分化鳞状细胞癌，1cm×1cm，可见脉管内癌栓，浸透支气管软骨环至周围纤维脂肪组织，紧邻肺实质，支气管周围淋巴结可见癌转移（2/2），送检（4组）淋巴结可见癌转移（1/1），（2、7、11 组）淋巴结未见癌转移（0/1，0/2，0/1），（9 组）淋巴结送检纤维脂肪组织未见癌。

问题 16：该患者最终诊断及病理分期和治疗原则分别是什么？

沟通解答

问题 16： 患者术后病理诊断及分期为右肺上叶鳞癌，T1aN2M0，Ⅲa 期。治疗原则为术后需行辅助化疗及放疗，化疗方案为以铂类为基础的两药联合方案。

病例点评

自发性气胸是指因肺部疾病使肺组织和脏胸膜破裂，或靠近肺表面的细微气肿泡破裂，肺和支气管内空气逸入胸膜腔。多见于男性青壮年或患有慢支、肺气肿、肺结核者，存在肺大疱。本病属胸外科急症之一，严重者可危及生命，及时处理可治愈。常见临床症状有：①呼吸困难。气胸发作时患者均有呼吸困难，其严重程度与发作的过程、肺被压缩的程度和原有的肺功能状态有关。在年轻的呼吸功能正常的患者，可无明显的呼吸困难，即使肺被压缩＞80％，亦仅在活动时稍感胸闷。而在患有慢性阻塞性肺气肿的老年患者，肺被轻度压缩就有明显的呼吸困难。急性发作的气胸，症状可能更明显，而慢性发作的气胸，健侧肺可以代偿性膨胀，临床症状可能会较轻。②胸痛。常在发生气胸当时出现突然尖锐性刺痛和刀割痛，与肺大疱突然破裂和肺被压缩的程度无关，可能与胸膜腔内压力增高、壁胸膜受牵张有关。疼痛部位不肯定，可局限在胸部，亦可向肩、背、上腹部放射。③刺激性咳嗽。自发性气胸时偶有刺激性咳嗽。④其他症状，气胸合并血胸时，如出血量多，患者会出现心悸、血压低、四肢发凉等休克症状。

X线检查是诊断气胸最可靠的方法，可显示肺萎缩程度、有无胸膜粘连、纵隔移位及胸腔积液等。气胸侧透明度增强，无肺纹理，肺萎缩于肺门部，和气胸交界处有清楚的细条状肺边缘，纵隔可向健侧移位，尤其是张力性气胸更显著；少量气胸则占据肺尖部位，使肺尖组织压向肺门；如有液气胸则可见液平面。

治疗方面：首次发作的气胸量少的患者（肺压缩≤30％），无需特殊处理，胸腔内积气一般在2周内可自行吸收。如大量气胸需进行胸膜腔穿刺，抽尽积气，或行闭式胸腔引流术，以减轻积气对肺和纵隔的压迫，促进肺尽早膨胀，同时应用抗生素预防感染。

胸腔闭式引流后患者右上肺不能复张，一定要积极寻找原因，这也是胸腔镜探察的指征。术中切除肺大疱后右肺上叶仍不能复张，应积极寻找原因，因此，行术中支气管镜，提示肺癌。此时与患者家属沟通非常重要，语言要通俗易懂，要耐心，让家属、患者能够理解其后所用的诊疗行为并保持配合。

患者最初诊断为气胸，术后最终确诊为肺癌。疾病的诊断是一个过程，在检查、治疗过程中，医患沟通要保持常态，随时告知患者及家属病情变化以及检查结果，尤其是预期外的结果，获得患者及家属的信任。在沟通过程中，以通俗的语言告知患者及家属气胸发生的原因、治疗方法及风险、肺不张的原因、术中气管镜的检查结果。当诊断考虑为肺癌时，应告知患者为何要中断胸腔镜探查手术，为何要等待病理及相关检查结果而行临床分期后再进行有准备的根治治疗。这些沟通的每一个环节不充分都会导致患者的不理解，逐步沟通的过程也是家属接受诊断、了解病情、理解预后的过程。

（李　晓　姜冠潮）

第八章　伴骨髓转移的炎性乳腺癌

患者的依从性与其对医生的信任密不可分，而信任的建立又与医生的沟通方式密切相关。在和患者及其家属沟通的过程中，获得信任的关键是设身处地为患者着想，也就是所谓换位思考。

患者女性，40岁，主因“发现右乳肿物7个月余，右乳皮肤发红1周”于2011年7月20日收入院。

现病史：患者7个月前自觉右乳内上方肿物，大小约1cm×1cm，就诊于外院，行乳腺彩超检查示乳腺增生，未治疗。7个月来右乳肿物逐渐增大，质地变硬，范围增至直径6cm左右。1周前右乳内上方及乳晕下方皮肤发红、皮温升高，予抗感染治疗1周后症状无明显好转。今为进一步诊治就诊于我院门诊，以“右乳肿物”收入院。

既往史、个人史及家族史：既往体健。否认烟酒嗜好。月经规律，量正常。末次月经2011年7月11日。已婚未育，一姨一表妹患乳腺癌。

入院专科查体：右乳内上方明显隆起。右乳头内上方、下方皮肤红肿，无破溃，乳头无偏斜、凹陷及溢液，无橘皮征，无酒窝征。右乳乳头内上方可及1个质硬肿物，大小约10cm×10cm，边界不清楚，表面不光滑，活动差，可推动，无压痛。双侧腋窝及锁骨下、锁骨上淋巴结未及肿大。

辅助检查：血常规示，WBC 8.35×10^9/L，RBC 2.35×10^{12}/L，NE 68.2%，Hb 89g/L，PLT 311×10^9/L，红细胞MCV、MCHC、MCH均正常。尿液分析结果正常。便常规未见红白细胞，潜血（—）。乳腺彩超提示右乳乳晕后方大片低回声区，边界不清，伴有间质水肿，其内血流信号丰富。乳腺钼靶提示右乳皮肤增厚，可见片状高密度影，形状不规则，边界不清。右侧腋窝可见多个圆形淋巴结。乳腺磁共振提示右乳内上象限巨大肿块，大小约6.3cm×4.6cm×5.0cm，病变与胸大肌间隙不清，增强扫描病变明显强化，强化曲线呈渐升-平台型。病变弥散加权成像（DWI）上呈高信号，表观弥散系数（ADC）值较低。右乳内还可见多发大小不等类似病变及沿乳管走行的条状强化影，部分延伸至乳头，以内上象限与外上象限为著，部分病灶紧邻皮肤，部分病灶融合。三维血管重建病灶周围血管稍增多。右侧腋窝可见数个淋巴结，大者直径0.7cm。

入院诊断：右乳炎性乳腺癌。

初步治疗方案：建议先行新辅助 化疗，再行手术治疗。

- **患者询问："这是乳腺炎症吗？为什么用了消炎药也不见好？"**

问题 1：常见的乳腺炎症性病变包括哪些？
问题 2：在抗感染治疗前应如何向患者做病情解释说明？
问题 3：医生应如何向患者解释在抗感染治疗后乳房红肿仍无明显改善的情况？

沟通解答

问题 1：常见的乳腺炎症样病变包括炎症和炎性乳腺癌。前者又包括哺乳期乳腺炎和非哺乳期乳腺炎。哺乳期乳腺炎多为金黄色葡萄球菌感染，高热伴局部红肿热痛，治疗不及时可形成乳腺脓肿破溃，抗感染治疗效果良好。非哺乳期乳腺炎多见于有乳头内陷的非哺乳期女性，局部以迅速出现的红肿硬结或反复脓肿形成破溃为表现，多伴疼痛，偶有发热。抗感染治疗可见效，但疗效欠佳。炎性乳腺癌为乳腺癌侵犯皮下淋巴管造成皮肤红肿，可有皮温升高，多数无明显疼痛，抗感染治疗效果不明显，病情进展迅速，预后较差。炎性乳腺癌确诊依靠病理。

问题 2：抗感染治疗前应向患者充分交代常见乳腺炎症样病变的可能诊断。根据临床表现、年龄如首先考虑炎症，可在抗感染治疗同时告知患者密切观察疗效（如疼痛有无缓解、红肿有无消退），若短期抗感染治疗后效果不明显则应考虑炎性乳腺癌可能，应及时行乳房肿物穿刺活检术明确诊断，以免延误治疗。

问题 3：抗感染治疗后乳房红肿无明显改善，应考虑炎性乳腺癌可能。炎性乳腺癌是以类似炎症为表现的乳腺癌，由于其病情进展迅速，故一旦怀疑该诊断，应尽快行乳房肿物穿刺活检明确诊断。

治疗过程：2011 年 7 月 28 日患者行右乳肿物空心针穿刺活检，病理提示乳腺浸润性癌，部分呈导管癌Ⅲ级表现，部分呈小叶癌表现。免疫组化染色结果示，ER（－），PR（－），HER2（＋＋），CK5/6（－），34βE12（＋），上皮钙黏素（E-cadherin）（＋），Ki-67（40%＋），p53（＋），Top-2

(40%+)，p63（—），EGFR（—）。

HER2（++）建议患者行自费的荧光原位杂交（FISH）检查。

- **患者询问：“为什么要做这个自费的‘化验’检查呢？对我疾病的治疗有什么好处？”**

问题 4：病理证实为乳腺癌，如何解释患者的贫血？
问题 5：应如何向患者解释 HER2 基因 FISH 检测的必要性？
问题 6：还应进行哪些辅助检查？

沟通解答

问题 4：患者贫血可从造血功能不全和异常失血两方面考虑。患者月经量及周期正常，不考虑子宫出血造成的失血，但患者乳腺癌范围较大，肿瘤消耗是贫血的可能原因之一。另一方面，乳腺癌是一种全身疾病，不除外出现骨髓转移引起造血功能不良的可能。要排除后者需进一步检查。

问题 5：HER2 基因是否扩增是判断乳腺癌患者分子分型、预后以及指导治疗的重要指标之一，HER2 扩增患者较无扩增患者复发转移风险增高。免疫组化法检测 HER2（++）需要进一步行荧光原位杂交（FISH）明确 HER2 基因是否扩增。另一方面，HER2 扩增患者需进行抗 HER2 靶向治疗，以降低复发转移风险。因此，此检查对患者预后判断和治疗方案的制订都非常重要。

问题 6：乳腺癌是一种全身性疾病，常见的转移部位包括肝、骨、肺、脑区域淋巴结等，因此，应完善腹部彩超、全身骨显像、胸部 CT 等检查。另外，此患者存在中度贫血，为排除骨髓转移，还应进行骨髓活检。

治疗过程：患者行 HER2 基因 FISH 检测示高倍扩增。胸部 CT 及腹部彩超未见明显异常。全身骨显像未见转移征象。骨髓穿刺病理可见肿瘤细胞浸润。

- **患者询问："我的乳腺癌是晚期了吗？下一步该怎么治疗？"**

问题7：患者的最终诊断、TNM分期如何？
问题8：骨髓证实肿瘤侵犯，医生应该如何向患者解释、告知病情？

沟通解答

问题7：患者的最终诊断为炎性乳腺癌，骨髓转移。侵犯皮肤，腋窝淋巴结无转移证据，有骨髓转移，因此分期为T4N0M1，Ⅳ期。

问题8：向患者如实交代病情进展程度，为患者树立治疗信心。乳腺癌诊断明确，局部范围较大，仅发现骨髓转移，对造血的影响尚不严重，目前没有发现其他脏器远处转移征象，有望通过积极抗肿瘤治疗得以改善。乳腺癌是各种恶性肿瘤中预后相对较好的肿瘤，虽然患者已出现骨髓转移，但仍有积极治疗的价值和病情缓解获得较长生存期的希望。

治疗过程：FISH检测结果回报HER2高倍扩增。应首先进行化疗及靶向治疗。

- **患者及家属询问："大夫，能不能快点把手术给我们做了？整天带着瘤子在身上压力太大了。这骨髓转移怎么治啊？换血有用吗？"**

问题9：患者强烈希望立即手术，计划进行术前化疗的医生如何向患者交代病情，解释治疗安排？
问题10：医生应该如何向患者解释需要进行昂贵的靶向治疗？

沟通解答

问题9：乳腺癌的治疗是一种综合治疗，手术是治疗的一部分，但不是唯一的治疗方式。目前患者肿瘤范围较大，并且已经侵犯骨髓，直接手术仅能切除乳腺内肿瘤，但不能切除骨髓内肿瘤。另外，现在手术切除范围较大，可能需要局部植皮才能覆盖手术创面，不仅增加手术难度，而且增加术后局部复发的风险。因此，先手术对于患者来说并非最佳治疗方案。而先化疗，不但可以缩小肿瘤，降低分期，还可控制骨髓内肿瘤侵犯，此时再行手术，既可缩小手术创伤范围，降低手术难度，也可观察到患者对化疗药物的敏感程度，是较为合适的治疗方案。

问题 10： 乳腺癌患者中有约 30％为 HER2 基因高倍扩增患者，此类患者 3～5 年内出现复发转移的风险较其他患者高。抗 HER2 靶向治疗是 HER2 基因高倍扩增患者的标准治疗手段，尽早应用可显著降低患者复发转移的风险。因此，建议患者术前进行抗 HER2 靶向治疗联合化疗。

治疗过程：医生向患者及家属交代病情和治疗计划后，取得患者及家属的理解和同意，计划行 AC-TH 方案术前化疗，4 周期 AC 化疗（表柔比星加环磷酰胺）后复查乳腺磁共振，结果提示右侧乳房增大肿胀较前明显好转，原右乳多发肿块大部分减小及消失，但乳腺内仍可见数个不规则环形强化病灶，右乳内上象限为著，强化曲线呈平台型。患者又进行了 12 次单周 TH 方案化疗（紫杉醇加曲妥珠单抗），再次复查乳腺磁共振提示原右乳多发肿块几乎消失。查体右乳皮肤无红肿，未触及肿物。复查血常规三系均正常。计划行右乳癌改良根治术。

问题 11：如何评价患者术前化疗的疗效？
问题 12：患者乳腺肿瘤临床已消失，应如何向患者解释手术的必要性？
问题 13：手术后还需要什么治疗？

沟通解答

问题 11： 患者右乳癌临床已检测不到，影像学检查提示右乳肿物消失。血常规正常。根据 RECIST1.1 标准化疗疗效评价为临床完全缓解（CCR）。

问题 12： 虽然患者乳腺肿瘤已不可触及，并且影像学检查也提示右乳肿物消失，但是否残留有散在的肿瘤组织，只有通过手术切除后标本的病理诊断才能确定。患者骨髓转移征象已基本消失，未发现新发远处转移灶，已具备根治性切除的条件。故进行乳腺癌改良根治术。

问题 13：因患者为炎性乳腺癌，肿瘤范围大于 5cm，根据美国国立综合癌症网（NCCN）指南，患者伤口恢复良好后应进行胸壁放疗，同时继续应用抗 HER2 靶向治疗至满 1 年。术前化疗已经完成，且疗效良好，术后不必再进行化疗。由于患者系激素受体阴性乳腺癌，故亦无内分泌治疗必要。由于治疗前评估患者为Ⅳ期乳腺癌患者，应嘱患者定期来院复查，监测有无新发远处转移或局部复发。

治疗过程：同患者及家属沟通后遂行右乳切除＋腋窝淋巴结清扫术。术后病理示，局灶可见导管原位癌残留，腋窝淋巴结未见癌转移（0/21）。术前化疗疗效评估示，病理学完全缓解（PCR）。术后患者继续靶向治疗满 1 年，期间并行胸壁及锁骨上区放疗。目前患者术后 2 年，定期复查，未见新发转移或局部复发征象。

病例点评

乳腺癌是女性常见的恶性肿瘤，是一种全身性疾病，在发病很早期即可能出现全身的微小转移灶，而年轻乳腺癌患者中激素受体阴性、增殖快、分期晚者比例偏高，更需要积极、规范的综合治疗。

乳腺癌病理分型中浸润性导管癌和浸润性小叶癌多见，炎性乳腺癌可为上述任一种病理类型，其临床特点是乳房皮下淋巴管内广泛的癌栓造成局部皮肤淋巴回流障碍、红肿、类似炎症表现，但抗感染治疗疗效不佳。对于乳房红肿、疼痛症状，临床首先考虑炎症性疾病，如急性乳腺炎或浆细胞性乳腺炎。前者多见于哺乳期女性，而后者多为非哺乳期女性，多数伴有乳头内陷。对于反复发作、抗感染效果不佳的乳房炎症性病变，应警惕乳腺癌的可能，必要时应行空心针穿刺活检。本例患者为青年女性，慢性病程，初次发病时仅有乳房肿物，尚无炎性表现，外院乳腺彩超提示乳腺增生后未再诊治，后虽肿物逐渐增大，仍未重视。直至肿物非常巨大且出现乳房局部红肿后才再次就诊。在门诊给予患者抗感染治疗时应充分考虑到非炎症性疾病的可能性，尤其在有较强的乳腺癌家族史时。故在诊断时应考虑到各种情况，应告知患者在抗感染治疗后门诊复诊，进行疗效评价。

经过常规抗感染治疗后无明显缓解，应警惕乳腺癌的可能。此时的沟通应该非常注重技巧，应根据患者及家属的文化程度、对医生的信任程度，预估其承受能力来进行沟通。

首先，应让患者及家属认识到这不是一个简单的疾病，可能不是单纯的炎症，让患者逐渐意识到疾病的多种可能，对乳腺癌的推断有初步的思想准备。当被询问如何才能确诊时，可推荐患者进行穿刺活检病理检查。当患者接受穿刺的同时，实际上已经对各种可能的病理结果有了一定的思想准备。该患者穿刺病理还有一特殊性即 HER2 免疫组织化学检测（＋＋），需要进一步行荧光原位杂交(FISH)。这是一项自费的检查项目，患者的接受与否主要在于向其说明确定 HER2 状态对患者的治疗重要性。把这一点传递给患者及家属，他们是会接受此项检查的。

本例患者有较强的乳腺癌家族史，一姨一表妹均患乳腺癌，该信息对理顺疾病的诊断思路较为重要。在体格检查中除注意肿物大小、质地、腋窝淋巴结状态外，还应特别注意对乳房红肿的范围做详细记录，以便在后期的治疗过程中通过红肿范围的变化帮助判断疗效。炎性乳腺癌是一类特殊类型乳腺癌，恶性度高，通常需先行术前化疗，缩小肿瘤、降低分期后再考虑手术。治疗前应完善全身常见转移部位的影像学筛查如胸腹 CT、骨显像等。乳腺磁共振检查由于其敏感性高、信息量大、客观等优势，常推荐作为术前化疗疗效评估的影像学检查方法。

本例患者同时合并中度贫血，呈正细胞正色素型贫血，平素月经正常，尿便常规及凝血分析未见异常。在初步排除异常失血原因后，需排除肿瘤因素导致的贫血。肿瘤晚期严重营养不良、消耗状态和骨髓转移均可造成贫血。本例患者营养状况良好，无恶病质表现，除贫血外还合并血小板轻度升高，肿瘤分期 T4d，故考虑乳腺癌骨髓转移可能性大。为明确诊断，骨髓活检非常必要。鉴于患者其他常见转移部位未发现转移征象，而是否存在骨髓转移关系到患者的临床分期是局部进展期还是晚期，两种分期又在预后和治疗原则上有质的区别，所以需要向患者和家属充分说明。这一说明的前提是说服其接受骨髓活检检查，应充分关心、体谅患者对此有创检查的担心和恐惧。可以针对其恐惧点如“疼”“抽骨髓很伤身体”等对症“下药”，除了告诉他们做这项检查的必要性外，更应讲解骨髓活检的流程，告知会充分麻醉，可能会有疼痛但一定坚持得住，等等。通过循循善诱的沟通交流换来患者的配合。

当骨髓穿刺证实存在骨髓转移后，判断患者乳腺癌分期为 T4dN0M1，Ⅳ期。如何向患者和家属告知“坏消息”呢？首先应站在患者的角度上，理解他们的心境。在经历了“乳腺增生”变“炎症”，“炎症”又成“癌症”的曲折诊断过程后，患者和家属往往在一系列的“出乎意料”后变得更加脆弱，再次接受坏消息后容易出现愤怒、不接受、认为“不公平”等负面情绪。此时，告知骨髓转移消息时言语措辞应更加缓和，消息的引出应自然、有过渡。例如，可以帮助患者和家属再次梳理整个诊断的过程，让其感受到医生在诊断中的思考、推测，以及在验证中付出的努力，然后再将前述我们对于患者贫血原因的分析进行说明，让患者明白出现骨髓转移并不“出乎意料”，对于她这样的肿瘤大小和就诊时机来说，是完全有可能的。在为患者带来“坏消息”的同时一定要为患者带来“希望”，告诉她虽然分期偏晚，但通过积极的规范治疗是有希望康复的。患者及家属强烈希望手术是可以理解的，但医生应把患者疾病的特殊性向他们充分解释，令其知道现在手术弊大于利。为了最终的抗癌胜利，需要选择针对性更强的全身治疗来控制肿瘤，肿瘤控制后再争取手术的机会。知道该疾病的特殊性后患者对手术的急迫性焦虑应该可以得以纠正。

在整个治疗过程中，患者多次进行乳腺磁共振检查作为基线和疗效评估方法，治疗方案中又应用了较为昂贵的靶向治疗药物。在进行重复的检查和昂贵治疗时，医患间的沟通非常重要。首先应该是坦诚地告诉患者磁共振检查可以清晰显示病变范围，反映治疗效果，并有助于手术方案的确立，这样患者一般都能接受。关于昂贵的治疗方案医生应从使用的必要性上和患者沟通，并告知没有其他可供选择的相对经济的替代品，让患者知道你是在为她着想；另一方面，对于疗效的预期你应该理智、坚定地用你的专业知识告诉患者及家属，此类患者在此种治疗下的平均有效率，不夸大也不缩小。让患者对治疗有信心的同时，也能客观对待疗效的不确定性。患者的依从性与其对医生的信任密不可分，而信任的建立又与医生的沟通方式密切相关。在和患者及其家属沟通的过程中，获得信任的关键是设身处地为患者着想，也就是所谓换位思考。患者和家属往往不具备医学常识，在信息知识严重不对等的前提下，交代病情时要特别在注意科学、客观的同时，通俗易懂、深入浅出。本案中多次进行乳腺磁共振检查和靶向治疗药物的应用都是在充分交代其必要性和重要性，取得患者及家属同意后进行的。医生在治疗方案的制订上要充分尊重患者和家属的意见，但治疗原则方面又要不失医生的权威性。医生需要向患者及家属提供诊疗的最佳方案，提供专业帮助；另一方面，即使你是年轻的实习医生，在面对年长的患者和家属时也不要忘了给予精神上的安慰和鼓励。

该患者是有骨髓转移的局部晚期 HER2 阳性乳腺癌，在确定诊断后，联合化疗后肿瘤缩退非常理想，同时患者的贫血也在抗肿瘤治疗后好转。这些都提示治疗非常有效。对于已有远处转移的患者是否需要进行局部治疗，即使在临床医生中也存在争议。针对该患者初始时局部巨大的肿物，手术切除联合术后放疗可能会对局部控制有所帮助，但不会影响患者的最终生存。有效的全身治疗是患者治疗的关键。所以这些信息在决定手术与否的术前谈话中都应耐心传达，告知患者我们治疗非常有效，患者获得了手术机会，可以配合术后放疗对局部进一步控制。在如此优异的疗效下应对患者进行鼓励，坚持将术后的辅助治疗完成。

但假设如果患者花费了很多但疗效并不理想，肿瘤还在进展，此时的沟通就非常棘手了。首先，应全方位考虑，为患者制订缜密的下一步治疗计划，是更换化疗，抑或患者只能接受姑息对症治疗，充分准备后再和患者及家属进行沟通。告诉这个“非常坏”的消息时应充分体现人文关怀，最好在一个安静舒适的环境下和患者及家属进行沟通。告诉患者及家属我们前期经过努力但由于疾病的凶险仍未能控制，给出我们下一步的建议并听取患者及家属的意见。

医患沟通需要技巧，更需要经验教训的累积，尊重患者、耐心聆听、换位思考、理性客观，才能达到良好的医患沟通效果。

（谢　菲　程　琳）

第九章　恶性骨与软组织肿瘤

有时即便术前交代了相关并发症，真正发生时，患者仍不能理解。这就需要医生有极大的耐心，反复劝解，通过专业解释及情感上的交流，获得患者的配合与支持。

患者女性，59岁，主因“发现左大腿肿物2年，部分切除术后2个月”入院。

现病史：患者2年前无明显诱因自感左大腿中下段疼痛，呈持续钝痛，无肢端放射痛及麻木，疼痛于负重及劳累后加重，休息后略缓解，于当地医院检查，未发现明显异常。3个月前理疗时发现左大腿中下段肿物，彩超提示局部肿物血流量增多。2个月前于外院行左大腿软组织肿物切除术，术中因血管受累未能完整切除。术后病理回报为梭形细胞肉瘤（未见报告）。术后胸部CT提示肺部多发性结节。患者为行进一步治疗收入我科。

既往史、个人史、家族史：胆囊息肉病史5年，平素无不适。

入院专科查体：左大腿内侧可见手术瘢痕。左大腿中下段可触及一软组织肿物，活动度差，压痛阳性，边界模糊，表面不光滑。

辅助检查：MRI检查提示左侧股骨中下段内侧肌群内可见不规则稍长T1、长T2信号肿块影，信号欠均匀，边界欠清，呈分叶状，部分呈分支状，大小约12.2cm×4.7cm×7.6cm，包绕股动静脉生长，邻近股骨干，骨质未见明显异常信号影，增强后病变呈明显不均匀强化（见图9-1）。

入院诊断：

1. 左大腿梭形细胞肉瘤术后伴肺转移
2. 胆囊息肉

初步治疗方案：建议先行术前新辅助化疗，再行手术治疗。

- **患者询问：“这种病有希望吗？为何要进行化疗，软组织肉瘤不是对化疗不敏感吗？其他医院大夫说应该扩大手术切除。”**

问题1：软组织肉瘤的预后情况如何，哪些是预后不良的危险因素？
问题2：软组织肉瘤的主要治疗方式是什么，对各种治疗的敏感性如何？
问题3：新辅助化疗的意义是什么？

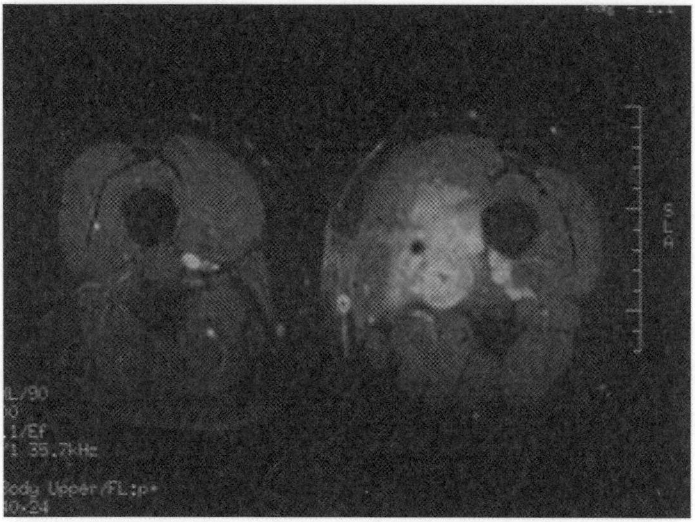

图 9-1　本次手术术前 MRI 显示左大腿软组织肉瘤累及股血管和股骨

沟通解答

问题 1：软组织肉瘤一般为高度恶性肿瘤，5 年生存率约为 50%。肿瘤位于深筋膜深层、体积直径>5cm、就诊时已存在远处转移均为预后不良的危险因素。本患者属于以上情况，应尽快采取有效治疗措施，挽救生命，但需要对疾病本身有清楚的认识，做好预后不佳的思想准备。

问题 2：现有软组织肉瘤的有效治疗手段包括手术、放疗、化疗，其中手术广泛切除是最有效的治疗手段。对于局部切除不能达到足够外科边界的病例应进行局部放疗，以降低复发率。对于预后不良的高危病例应进行化疗，化疗有效率为 40%～50%。考虑本患者属于高危病例，肿瘤体积较大，已经存在肺转移，而单纯扩大手术并不能解决远处转移的问题，因此，建议患者接受化疗，以提高生存率，延长生存时间。

问题 3：新辅助化疗简单来说就是在术后辅助化疗以外，需要在术前进行化疗。其意义包括，可以早期控制全身转移；消灭肿瘤反应区内的微小转移灶，便于保肢治疗，降低术后局部复发率；可以观察肿瘤对化疗的敏感性，指导术后治疗。因软组织肉瘤对化疗不一定敏感，所以在术前化疗过程中应严密观察肿瘤变化情况，及时调整治疗方案。

治疗过程：患者接受 MAID 方案化疗 2 个疗程，具体剂量为阿霉素 110mg、异环磷酰胺（和乐生）12g 和达卡巴嗪 1600mg。化疗过程顺利，副作用不大。化疗后复查腿部及肺部病变，未见明显变化，评估肿瘤病情稳定（SD）。建议患者进行患肢肿瘤局部切除，术后再行辅助放、化疗。计划手术方案为，根据患肢肿瘤侵犯范围，可以进行保肢治疗，需要整块切除肿瘤，包括股动静脉及部分股骨，而后进行相应重建。

- **患者询问："当然希望保肢，但保肢手术是否影响患者生存，是否应该截肢？术后功能如何，能正常活动吗？"**

问题 4：保肢手术的适应证是什么？
问题 5：保肢手术的特殊风险有哪些？
问题 6：保肢手术术后功能怎样？

沟通解答

问题 4：保肢手术要求能够完整切除肿瘤，有足够的软组织覆盖，保留肢体的功能优于假肢，患者要求保肢。肿瘤侵犯主要血管、神经是保肢的相对禁忌。本例患者肿瘤累及股动静脉，以往需进行截肢处理，但随着外科技术的进步，现可以进行自体或人工血管移植，因此能够完整切除肿瘤并保留肢体。文献报道及实践经验显示，保肢治疗的局部复发率可以控制在 10％以内，对生存率无明显影响。另外，本患者已明确存在肺转移，截肢并不能获得根治性的效果，保留肢体可以减少患者的心理创伤，提高术后生活质量。

问题 5：保肢手术的特殊风险包括血管移植失败导致的截肢、骨骼重建带来的并发症（如感染、骨不愈合、内固定失败等）、肿瘤复发可能。术前患者及家属应该对这些问题有所了解，并根据患者选择进行相应手术。

问题 6：患者应认识到，保肢术后患肢功能有可能受到一定影响，可能遗留一定程度的感觉、运动方面的障碍。特别是骨愈合及软组织肌肉功能恢复需要较长时间，患者应配合进行术后功能康复锻炼。

治疗过程：患者接受保肢治疗，在全身麻醉下行左大腿软组织肿瘤切除、自体股骨灭活再植内固定＋股动脉旁路移植术。为达到广泛边界，术中将部分股骨随肿瘤一同切除，经灭活后再植，给予钢板螺丝钉内固定。手术过程顺利，术后安返病房，给予抗感染补液治疗。术后患者恢复良好，伤口愈合佳，按时拔管拆线，复查X线平片显示再植骨及内固定位置良好（见图 9-2）。术后（左大腿）软组织肿瘤切除标本大体病理提示，肿瘤组织由梭形细胞组成，细胞丰富，成束及编织状排列，胞浆略嗜酸性或淡染，细胞核有异型，核分裂象易见，部分间质水肿及黏液变性，局灶可见出血及坏死；结合临床及免疫组化染色结果，考虑梭形细胞恶性肿瘤，倾向恶性外周神经鞘肿瘤可能性大。患者术后再次接受 MAID 化疗 1 个疗程，剂量同前。

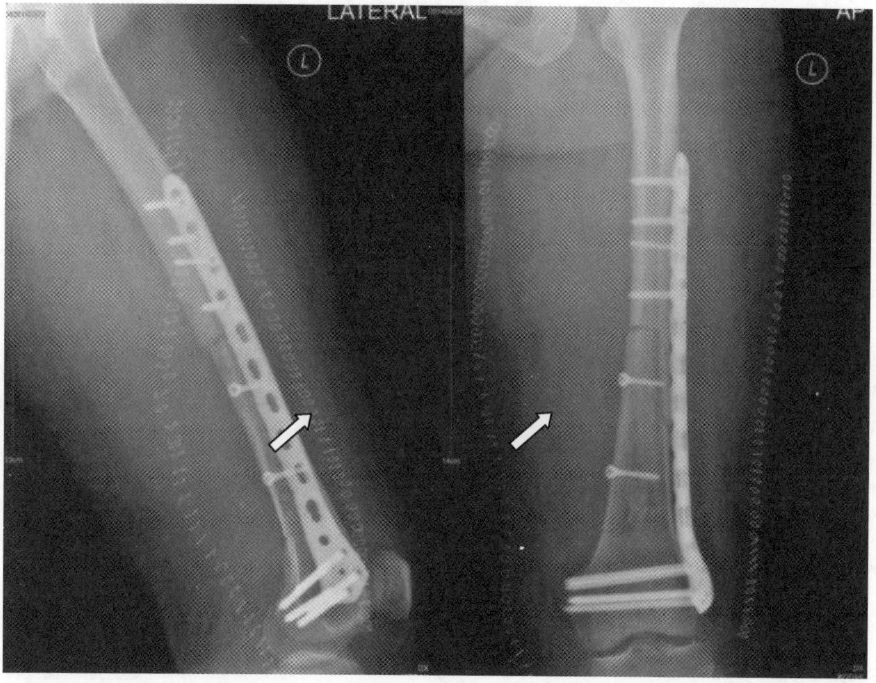

图 9-2　本次手术术后 X 线正侧位平片显示股骨中段灭活再植内固定（白色箭头所示为灭活再植骨段）

术后 2 个月化疗结束后患者出院，期间曾下地负重活动，4 天前再次下地活动后，自觉左大腿出现疼痛伴活动受限。于当地医院行 X 线检查发现内固定钢板折断（见图 9-3）。再次就诊于我院，考虑左股骨术后内固定断裂诊断明确，准备二次手术翻修。

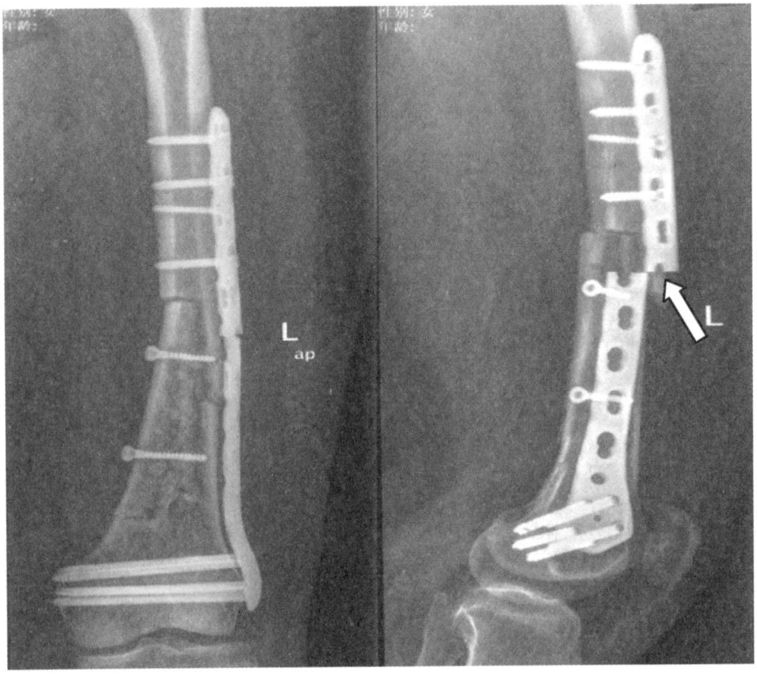

图 9-3　本次手术术后复查 X 线片显示内固定断裂、骨折移位（白色箭头处为内固定物断裂处）

- **患者询问：“为什么会出现钢板折断，是不是手术没做好，或者内固定质量有问题？”**

问题 7：出现术后合并症后，如何向患者解释原因，取得理解？

沟通解答

问题 7：内固定物折断是骨科手术偶见并发症，与多种原因有关，骨不愈合、过早负重、外伤暴力、内固定安装不合理等原因均可导致内固定失败。具体到本病例，其所采用的内固定器械为正规渠道、获得国家相关部门批准使用的产品，如患者对其质量有疑义，可请质检部门进行检测；前次手术后复查X线平片显示灭活骨复位良好，内固定物固定牢靠，因此，不存在手术失误造成内固定失败的问题；最大的可能是因为肿瘤原因进行了自体骨灭活再植，灭活骨为死骨，愈合能力较一般骨折时为差，且术后化疗也阻碍了骨折的愈合过程，因此术后2个月灭活骨尚未发生愈合，此时患肢尚不能负重。过早下地是导致内固定折断的主要原因。患者需要了解，任何金属内固定只是为骨愈合提供了稳定的条件，肢体负重功能活动必须依靠骨骼的生物愈合，否则最终必将发生内固定失败。

治疗过程：患者同意再次手术，行左股骨远端内固定取出＋自体髂骨取骨植骨＋钢板内固定术。手术过程顺利，术毕患者安返病房，患肢运动感觉好。患者术后恢复良好，手术切口愈合可，复查X线平片提示内固定物位置好，骨折解剖复位（见图9-4）。嘱患者出院后避免患肢负重，定期复查，根据骨愈合情况遵医嘱进行功能锻炼，于胸外科及放疗科就诊检查肺部转移灶情况，不适随诊。

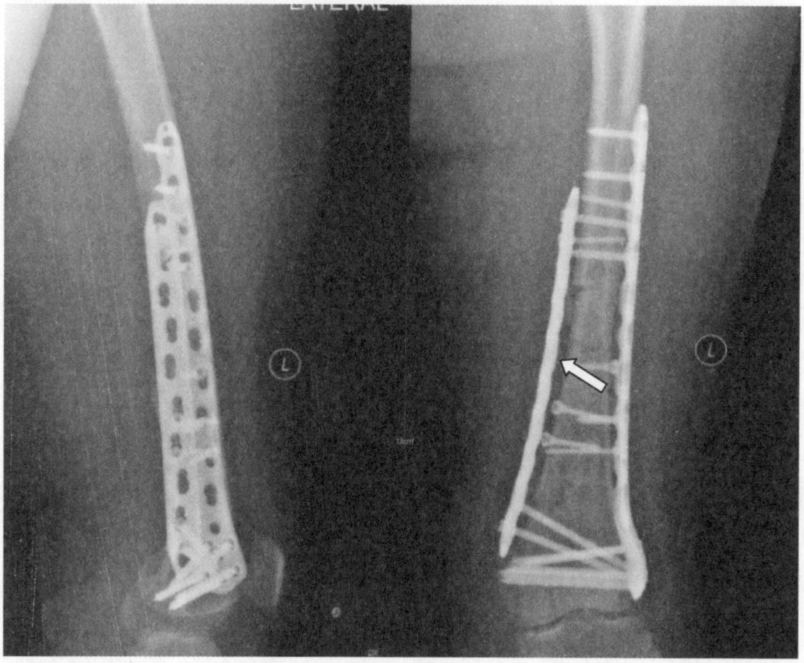

图9-4　再次手术翻修术后X线平片显示骨折复位内固定（白色箭头所示为结构完整的内固定物）

病例点评

软组织肉瘤是常见的原发肢体肿瘤，恶性程度高，容易发生转移。在原发肿瘤得到初次诊断时，约10%的患者已有可检测到的远处转移。总体说来，软组织肉瘤患者中，至少1/3死于肿瘤相关疾病（其中绝大多数死于肺转移）。软组织肉瘤的预后由多种因素决定，其中最重要的是组织学分级。低度恶性肿瘤转移的危险小于25%，高度恶性肿瘤的转移风险则远远高于25%。肿瘤大小、部位及解剖关系也是影响预后的重要因素。大体积、深在、靠近中轴躯干的肉瘤预后差。另外，存在局部症状及年龄大的患者预后差。软组织肉瘤最重要的转移方式是血行转移。肺是最重要的转移部位，其他部位如骨、肝转移概率较小。唯一例外是脂肪肉瘤，常发生肺外转移，可侵犯腹膜后、纵隔或者皮下组织。在儿童，横纹肌肉瘤——特别是腺泡型与其他软组织肉瘤相比，有淋巴结转移的倾向。在成人，可以见到淋巴结转移的软组织肉瘤有滑膜肉瘤、上皮样肉瘤、肌腱及腱膜的透明细胞肉瘤及血管肉瘤。

外科手术切除是软组织肿瘤最主要的治疗方法，获得足够的外科边界对于软组织肉瘤来说是获得良好治疗效果的必需条件。当然也需要包括骨肿瘤科、放疗科、化疗科医师的共同合作。治疗方案必须权衡以下几点：最小的复发风险，尽量保留功能，尽量保证生活质量。手术时需要将肿瘤连同肿瘤周围1～2cm厚的正常组织进行完整切除，如软组织肉瘤累及骨骼，也需要一并切除，其复发率在5%～10%。如果切缘距离肿瘤较近，术后需要进行辅助放疗。放疗是控制软组织肉瘤的有效手段，无论是术前放疗或术后放疗，均可以降低肿瘤局部复发率。放疗可以为术前外照射、术中照射、术后近距离放疗、术后外照射或者联合治疗。然而，实际情况中，常常不考虑肿瘤分级而进行术后辅助放疗。软组织肉瘤是否需要进行化疗仍有争议，有些研究结果显示此时化疗并不能提高肉瘤的治疗效果。但也有许多随机试验表明，化疗提高了肉瘤患者的无病生存率，并提高了肿瘤的局部控制率。一项单中心随机试验结果表明，联合应用蒽环霉素（如表柔比星）以及异环磷酰胺作为辅助化疗能够提高患者的总体生存率。总体上，应根据软组织肉瘤的特定组织学类型以及对化疗的敏感度指导治疗。

治疗前需要和患者及家属进行充分沟通，手术前需签署知情同意书。要向患者及家属交代明确的诊断、准备采取的治疗措施、预后情况，以及治疗所需费用。

此患者所患为高度恶性肿瘤，且就诊时已发生肺转移，预后不佳，医生应使患方对此有所了解，以免产生过高的期望。手术前要考虑到各种风险，除了外科手术常见并发症以外，还要注意本例患者所面临的骨科及肿瘤方面的特殊问题。例如，肿瘤复发、血管置换风险，以及灭活骨不愈合、内固定失败等。术中、术后一旦出现问题，应及时与患方进行有效沟通。有时即便术前交代了相关并发症，真正发生时，患者仍不能理解。这就需要医生有极大的耐心，反复劝解，通过专业解释及情感上的交流，获得患者的配合与支持。

（汤小东）

第十章　阴道出血

医生在接诊时沟通应细致全面，理解患者就诊时对医院就诊流程的陌生以及对病情的忧虑。此时的沟通应细致全面，不仅涉及医疗内容，对患者提出的就诊流程询问也应有问必答，并且应关注患者对重要检查的理解、对病情的期望。

患者女性，28岁，主因“停经53天，阴道流血3天，增多1天”于2013年10月6日就诊于我院急诊。

现病史： 患者平素月经规律，周期33天，末次月经2013年8月15日，停经30天查尿妊娠试验（+）。3天前出现阴道血性分泌物，未诊治。今晨阴道出血增多伴下腹痛，无组织物排出，急来我院就诊。患者发病以来精神可，无恶心、呕吐，饮食睡眠可，大小便无异常，体重无明显变化。

既往史、个人史： 既往体健，个人史无特殊。

月经婚育史： 平素月经规律，周期33天，末次月经2013年8月15日，已婚，未避孕，妊1产0。

体格检查： 一般情况好，生命体征平稳，心肺听诊未及异常，腹软，无压痛及反跳痛。

妇科查体：

外阴：已婚式。

阴道：通畅，分泌物不多，可见少量积血。

宫颈：正常大小，轻度糜烂样改变，宫颈口未开，无活动性出血。

子宫及附件：未查。

辅助检查： 血清人绒毛膜促性腺激素（hCG）5388U/L，血清黄体酮44.71nmol/L。B超（2013-09-29）见宫内胎囊厚0.4cm，似可见卵黄囊，未见胎芽及胎心（图10-1）。

初步诊断： 先兆流产。

初步诊疗方案： 建议黄体酮20mg肌内注射（肌注）保胎治疗，并告之次日来我院复查B超及血清黄体酮和hCG。

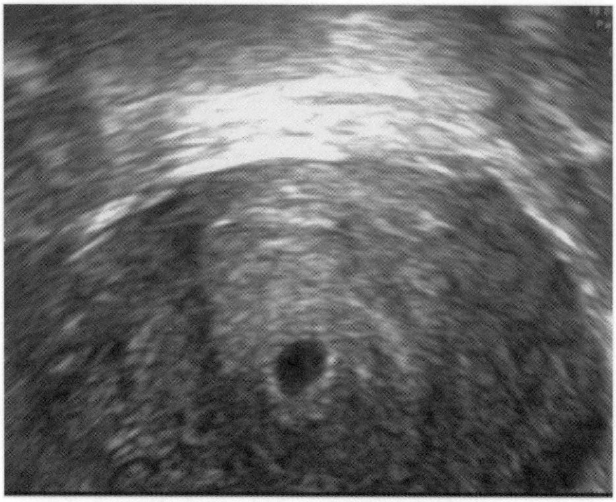

图 10-1　超声检查可见胎囊

- **患者询问："出血的原因是什么？为什么会先兆流产？为什么要复查 B 超及抽血？为什么肌注黄体酮会保胎?"**

问题 1：早孕期阴道出血的原因有哪些？

问题 2：流产的原因有哪些？

问题 3：为何需复查 B 超及血清 hCG 和黄体酮？

问题 4：肌注黄体酮的意义是什么？

沟通解答

问题 1：早孕期阴道出血的原因可以分为两大类，一类是妊娠相关的阴道出血，包括流产、葡萄胎以及异位妊娠。此患者曾行 B 超检查提示宫内可见胎囊，未见异常回声，可除外葡萄胎及异位妊娠。第二大类是非妊娠相关的阴道出血，包括外阴阴道静脉曲张、炎症、肿瘤、创伤，以及全身疾病。此患者既往无任何血液疾病史，无外伤病史，妇科检查除阴道少量积血外未发现异常，可除外此类诊断。因此，患者最可能的原因是流产。

问题 2：导致流产的原因有很多种，包括①遗传基因缺陷。染色体异常的胚胎占 50%～60%，多为染色体数目异常，结局多为不可避免的流产。②环境因素。

过多接触某些有害的化学物质（如砷、铅、苯、甲醛、氯丁二烯、氧化乙烯等）和物理因素（如放射线、噪声及高温等），均可引起流产。③母体因素。如全身疾病，生殖器官疾病，内分泌失调（黄体功能不足、甲状腺功能减退），以及创伤。④胎盘内分泌不足。⑤免疫因素。

问题3：首先，月经周期规律的女性在妊娠后，最早孕5周B超可看见卵黄囊，孕7周可看见胎芽及胎心。患者停经44天，即孕6周时行B超检查，仅为可疑见到卵黄囊，不能确定胚胎发育良好，因此需要复查B超。其次，血清hCG的意义需动态监测才能实现，早孕期间血清hCG有倍增的时间特点，每48h血清hCG升高不到65%提示胚胎预后不良。单次的血清hCG不能提示胚胎的存活。血清黄体酮是胚胎发育的重要激素，早孕期随孕周增加会相应增加。因此，需要复查血清hCG及黄体酮。

问题4：按照患者病史推算患者为孕7周。孕7周时血清黄体酮值为（76.4±23.7）nmol/L，而患者的血清黄体酮44.71nmol/L，低于正常参考范围低限。黄体酮对黄体功能不足的患者具有保胎效果，因此，可每天肌注20mg保胎。

治疗过程：给予患者肌注黄体酮20mg保胎，并开具B超申请单及血清黄体酮和hCG化验申请单，告之次日（周日）返院复诊。患者次日来我院行B超检查，发现当日产科B超室无医生值班，便再次回家休息。患者回家后腹痛加剧，于外院就诊，诊断为完全性自然流产。

- **患者询问：“先兆流产为什么变成完全流产了？为什么打了黄体酮还是保胎失败？是不是治疗有误？”**
- **患者及家属投诉，将流产归咎于患者往返医院并未行超声检查。**

问题5：关于患者复诊的程序有何沟通不足？
问题6：按自然流产的发展阶段，流产的临床类型有哪些？
问题7：如何评估保胎治疗的预期效果？

沟通解答

问题 5：该院产科超声的工作时间是周一至周五全天，周六上午，节假日隔日上班。产科超声室工作时间外患者如需行 B 超检查，可以在妇科超声室行相关检查。但是，在就诊时医生未向患者充分交代节假日超声检查安排的细节，周日也无工作人员指导患者解决此问题，致使患者回家休息，存在沟通不足。医院管理亦不到位，应在产科超声室门前张贴醒目公告，提醒有需要者去妇科超声室检查。

问题 6：流产的临床类型包括 4 类。①先兆流产，是指先出现少量阴道出血，继之常出现阵发性下腹痛或腰背痛，妇科检查宫口未开，妊娠物未排出。经休息及治疗后，若出血停止及下腹痛消失，妊娠可以继续；若阴道出血增多或下腹痛加剧，可发展为难免流产。根据此患者的病史、查体及辅助检查，考虑先兆流产诊断可能性大，但是出血多有发展为难免流产的可能。②难免流产，是指流产不可避免，由先兆流产发展而来，此时阴道出血多，妇科检查发现宫口已扩张，有时可见胚胎组织或胎囊堵塞于宫颈口。此患者妇科检查宫口闭合，无组织物填塞。暂不考虑此诊断。③不全流产，指妊娠产物已部分排出体外，尚有部分残留，导致子宫出血不止，此患者未见组织物排出，暂不考虑此诊断。④完全流产，妊娠产物已全部排出，阴道流血逐渐停止。此患者未见组织物排出，暂不考虑此诊断。

问题 7：先兆流产的病因有很多种，能否保胎成功取决于先兆流产的病因。若为黄体功能不足或胎盘功能不足导致血清黄体酮水平较低者，补充黄体酮后多数可保胎成功，但若为染色体异常、接触毒物或者免疫因素导致者，即使给予黄体酮保胎，也可能发展为难免流产，最终致完全流产。

病例点评

本例患者为育龄期女性，急性病程，停经 53 天，曾行尿妊娠试验（+），B 超提示宫内妊娠，本次因“阴道流血 3 天，增多 1 天”于我院就诊。接诊医生询问病史并做简单的妇科检查后诊断为先兆流产，给予肌注黄体酮保胎治疗，并告知次日来院复查产科 B 超及血清黄体酮和 hCG。但是，并未向患者详细解释先兆流产可能的原因，复查 B 超、血清黄体酮和 hCG 的必要性，以及给予保胎治疗后的预期效果。而且，患者次日来院后发现产科 B 超室没有医生值班，由此患者已经产生不满情绪。患者回家后病情发生变化，腹痛加剧，于外院就诊，诊断为完全性自然流产。患者停经 45 天时查血清 hCG 为 5388U/L，血清黄体酮 44.71nmol/L，水平均偏低，加之阴道出血 3 天，加重 1 天才到医院就诊，很可能已经是稽留流产或难免流产，最终发展为完全性自然流产，是不可避免的。但在就诊初期，医生没有向患者及家属详细交代先兆流产的可能原因，给予保胎治疗后的预期效果，以及自然流产的风险，而且未充分交代产科 B 超室工作时间及解决方案，导致患者空跑医院一趟。因此，家属不能理解保胎治疗后仍然流产，而且将流产归因于来回往返医院所致。最终患者选择投诉。

医生在接诊时沟通应细致全面，理解患者就诊时对医院就诊流程的陌生以及对病情的忧虑。此时的沟通应细致全面，不仅涉及医疗内容，对患者提出的就诊流程询问也应有问必答，并且应关注患者对重要检查的理解、对病情的期望。经过询问病史、体格检查，医生对于患者就诊的主要病因应有一个初步的判断，并有技巧地告知患者，使其对病情的预期与现实不要出现很大的偏差。例如本例中，患者有停经史，曾有尿妊娠试验（＋），B 超曾提示宫内妊娠，出现阴道流血，考虑“先兆流产”可能，在未能完全明确诊断前，应该有技巧地告诉患者“先兆流产的可能性大”，但是不能除外稽留流产及难免流产，需保胎治疗同时复查 B 超。

医生在向患者及家属交代病情时，不仅需要告知患者的初步诊断，还要对可能的病因加以分析。例如本例中，应告知患者“根据您的病史及体格检查，目前考虑先兆流产的可能性比较大。先兆流产的病因有很多，50%～60%是因为胚胎染色体异常导致，也就是说胚胎本身的质量有问题。另外母体的因素也占了很大比重，例如黄体功能不全或者子宫异常”。

医生根据病史及检查做出初步诊断及治疗后，应与患者沟通治疗的意义及预期效果，而且应该有技巧地将最坏的结局告知患者，而不应当仅仅给予治疗，不对治疗效果进行沟通。这会导致患者病情出现变化时，患者及家属认为是医生的治疗有误造成的。例如本例中，在给予黄体酮保胎治疗后应该告知患者“目前您的先兆流产病因尚不明确，我们可以先给予黄体酮保胎治疗，但是黄体酮保胎治疗对于胚胎染色体问题导致的流产并没有治疗作用。而且前期您的黄体酮水平偏低，目前不排除已经稽留流产。因此，在治疗过程中我们仍需要严密观察您的阴道出血情况，还要复查 B 超及血清黄体酮和 hCG 情况。比较好的结局是保胎治疗后阴道不再出血，保胎成功，但也可能在治疗过程中您不幸自然流产了，那可能是胚胎问题，自然淘汰，您也不必太过伤心，可以等身体恢复好了，再怀一个质量好的宝宝”。如果医生在接诊患者并给予治疗后能够跟患者有一个很好的沟通，患者对之后出现自然流产亦多能理解并接受，从而避免了之后的纠纷。

医生为患者安排检查时，应了解并交代清楚节假日检查的非常规情况，以免患者不能如期检查而延误病情及产生不满，对医生的信任度降低。本病例中次日为节假日，医生没有交代超声检查地点的变更，加之前期医患沟通不充分，患者对治疗期望过高，不能接受治疗后仍流产（潜意识认为治疗后就能继续妊娠），将流产归咎于往返医院及未能实施超声检查，成为流产后纠纷产生的导火索。

产科患者是一类特殊的群体，因为她们都孕育着宝宝，就诊时都觉得自己身份特殊，应该受到更好的照顾。我们在接诊患者时一定牢记爱伤观念，言语温和，动作轻柔，让患者从心里感到我们对她非常重视，建立患者对医生的信任。

早孕期阴道出血最常见的疾病就是先兆流产，需要结合病史，以及B超、血清hCG及黄体酮等辅助检查才能确诊。先兆流产经过治疗后转归有继续妊娠及难免流产，这些转归与治疗有关，更与导致先兆流产的病因有关。经过保胎治疗后自然流产，家属有时难以接受。因此，在诊疗过程中，充分的医患沟通非常重要。医务人员如果把即将进行的医疗行为的效果、可能发生的并发症、医疗措施的局限性、疾病转归和可能出现的危险等等，在实施医疗行为以前与患者或者家属进行沟通，在他们了解正确的医疗信息后，再做出医疗决定，以后出现不满意的结局时，患者及家属多数能够理解和正确对待，以便尽可能避免医疗纠纷。

（尹秀菊　王建六）

第十一章　卵巢肿物蒂扭转

医务人员如果能在实施医疗活动之前，将医疗行为的效果、可能出现的并发症、医疗措施的局限性、疾病转归及可能出现的风险等与患方进行充分沟通，让患者全面了解医疗活动背景再做出决定。当出现不理想的结局时，患方多数能够理解和正确对待，得以尽可能规避医疗纠纷。

患者女性，27岁，主因“右下腹痛1天”于2013年4月17日20：00就诊于我院急诊。

现病史：患者平素月经规律，周期30天，经期5天，量中，无痛经，末次月经2013年3月28日。1天前运动后出现右下腹痛，呈阵发性钝痛，发作时程度较重，但无需服镇痛药物，无明显加重；略感恶心，无大汗、呕吐，不伴阴道流血、排液。为进一步诊治就诊于我院急诊。患者精神、饮食、睡眠尚可，大小便无异常，体重无明显变化。

既往史、个人史及家族史：既往体健，否认高血压、糖尿病、肾病病史，否认肝炎、结核病史，无烟酒嗜好。个人史、家族史无特殊。

月经婚育史：平素月经规律，周期30天，经期5天，末次月经2013年3月28日，未婚，有性生活史，妊0产0，工具避孕。

体格查体：生命体征平稳，一般状况好，心肺听诊无异常，腹平软，右下腹轻压痛，无反跳痛、肌紧张，未及明显包块。

妇科检查：外阴为已婚未产式，阴道畅，分泌物少，无异味；宫颈常大，光滑，无举痛，无触血；子宫前位，常大，质中，活动可，无压痛。双附件区检查见右附件区增厚，压痛明显，触诊不满意；左附件区未及明显异常。

辅助检查：血常规（当日20：30）示，WBC 11.8×10^9/L，NE 78.5%，Hb 125g/L，PLT 140×10^9/L。因患者有性生活史，需检查尿妊娠试验。结果见尿妊娠试验（当日20：24）阴性。

接诊医生根据患者病史、查体及辅助检查，初步诊断为“右下腹痛原因待查”。为除外急性阑尾炎、泌尿系统结石等疾病，妇科接诊医生请外科协助会诊。外科医生阅读病历并查体后，开具腹部及泌尿系统超声检查单，结果回报盆腔右侧囊实性包块4.3cm×4.1cm，内可见多发点状高回声，未见血流信号；泌尿系统未见明显异常。妇科医生再次给患者开具了血常规检查，血常规（当日22：30）检验结果示，WBC 10.8×10^9/L，NE 69.5%，　Hb 127g/L，PLT 180×10^9/L。

- **家属询问：“为何反复检查相同的项目，患者为什么会腹痛？究竟得了什么病？”**

问题 1：根据患者检查结果，如何进行诊断、鉴别诊断？
问题 2：根据目前情况应如何交代病情？
问题 3：处理方案如何选择？

沟通解答

问题 1：本例患者为育龄女性，急性病程，以“右下腹痛 1 天”就诊。查体主要阳性体征为右下腹及右附件区的压痛，血常规白细胞偏高。因此，首先考虑为急腹症。结合患者没有明确停经史，尿妊娠试验阴性，故可基本除外异位妊娠等妊娠相关急腹症。就该患者而言，主要问题是明确急腹症类型，一方面考虑为卵巢肿物蒂扭转，需与其他妇科急腹症相鉴别，如卵巢黄体破裂、盆腔炎性疾病等；另一方面需要鉴别外科疾病如急性阑尾炎、泌尿系统结石等。需要参考的检查项目包括血常规、尿妊娠试验、腹部及泌尿系统超声，以及妇科超声检查等。患者检验结果中，血常规白细胞计数偏高，但腹痛由运动诱发，并呈阵发性钝痛，且体温正常，故盆腔炎性疾病可能性小。为了明确诊断，医生令患者复查血常规，动态监测血色素变化，判断是否存在腹腔内出血。结果提示血色素未进行性下降，结合患者生命体征平稳，故可基本除外卵巢黄体破裂。为了进一步除外急性阑尾炎、泌尿系统结石，接诊医生请外科会诊。经腹部超声检查，提示盆腔包块，应首先考虑卵巢肿物蒂扭转，但阑尾脓肿不除外。

问题 2：医生应向患者及家属交代目前的检查及会诊结果，考虑卵巢肿物蒂扭转可能性大，尚不能完全除外外科疾病。告知患者相关疾病的基本知识，便于其理解及配合。卵巢肿物蒂扭转是妇科常见急腹症，也是卵巢肿物常见并发症，由于突然改变体位造成卵巢肿物位置变化，发生扭转后血流受阻，患者出现剧烈腹痛，并伴恶心、呕吐等症状。

问题 3：处理方案可以选择手术治疗或者保守治疗。选择急诊剖腹探查术，优点是尽早手术有可能在卵巢缺血坏死前松解扭转，恢复血供，保留卵巢；缺点是诊断尚不明确，患者为年轻未婚女性，贸然手术，一旦误诊，将给患者身体及心理上带来极大影响。如果选择保守治疗，根据患者血象情况给予抗感染治疗，待次日妇科超声结果回报后再决定下一步治疗方案，优点是避免贸然手术将误诊结果扩大化；缺点是有可能因卵巢缺血时间过长，无法保留卵巢功能。向患方充分交代上述情况后，尊重患者的选择。

患者及家属要求暂保守治疗。患者腹痛症状未加重，血色素未进行性下降，白细胞计数偏高，接诊医生给予抗感染治疗，嘱患者次日于我院妇科行超声检查。患者输液结束后自行回家，次日晨因个人原因未及时就诊，中午来院检查妇科超声。结果如下（见图 11-1）：子宫前位 4.1cm×3.6cm×3.3cm，表面平，回声不均，内膜回声中等厚 0.7cm。右卵巢囊实性肿物 6.3cm×6.7cm×5.2cm，非纯囊腔直径 2.7cm，中强回声团直径 4.3cm；左卵巢 2.9cm×2.5cm×2.1cm，回声正常。后穹隆游离液 2.0cm。提示右卵巢囊实性肿物（畸胎瘤?），盆腔少量积液。

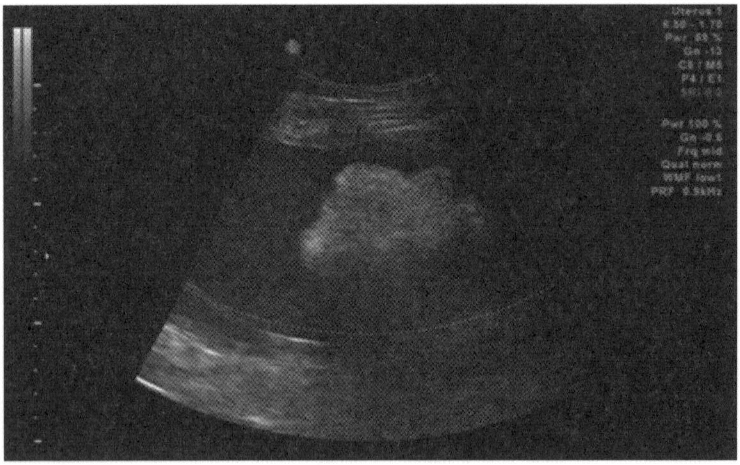

图 11-1　妇科超声检查

- **患者及家属询问：“卵巢肿物是否需要手术？如果手术，还能不能保留卵巢功能?”**

问题 4：医生得到上述检查结果后，应该如何交代病情？
问题 5：下一步处理方案如何选择？

沟通解答

问题 4： 结合患者妇科超声检查结果，考虑右卵巢肿物蒂扭转诊断可能性大，需急诊手术治疗。需要特殊强调的是，如果确实存在卵巢肿物蒂扭转，患者右下腹痛已有 1 天余，有可能卵巢已经缺血坏死，急诊手术可以处理卵巢肿物，但无法保留该侧卵巢功能。如果术中发现卵巢尚有生机，也可以仅处理肿物，保留剩余卵巢功能，给患方以希望。但要交代扭转复位后，局部血管内可能有血栓脱落，造成肺栓塞的风险，但发生率低。

问题 5： 诊断基本明确，充分交代病情后，应急诊剖腹探查。如果术中发现卵巢尚有生机，且肉眼判断肿物性质良好，可以先将扭转复位，仅剥除肿物，保留患侧剩余卵巢。如果扭转卵巢已缺血坏死，则切除患侧附件。

经知情同意及术前准备后，急诊行剖腹探查术。术中见，盆腔内血性腹水 60ml；子宫前位，常大，表面光滑，活动好，与周围组织无粘连。右卵巢与右输卵管、漏斗韧带、固有韧带一起顺时针扭转 360°；右卵巢增大，外观紫黑色，可见一直径约 6cm 大小囊实性肿物，未见正常卵巢组织；右输卵管肿胀、紫黑色。左卵巢及输卵管外观无异常。行右附件切除术。手术顺利，术后恢复满意，腹部切口愈合良好。术后病理回报为右卵巢成熟性囊性畸胎瘤，囊壁可见大量出血，符合畸胎瘤扭转继发改变。

- **术后家属质疑：“首次就诊时抗感染治疗是否正确？为何没有提醒患者输液完毕留院观察，次日及时进行妇科超声检查？”**
- **并提出投诉：“医生未能及时准确地给予治疗，导致患者卵巢坏死，丧失器官功能。”**

问题 6：医生应如何保证患者后续处理的连贯性？

问题 7：患者家属对治疗结局表示质疑时，医生应该如何解释？

沟通解答

问题 6： 患者就诊当晚因无法明确诊断，首先选择了保守抗感染治疗，但要叮嘱患者保守治疗过程中注意症状变化，病情有进展及时报告，同时要说明应尽快完成妇科超声检查，以免贻误病情。否则，患者因保守治疗有可能没有充分认识到病情的严重程度，忽视后续检查的重要性，从而影响治疗效果。

问题 7： 如果患者初次就诊时医生已将诊疗计划详尽告知，并将保守治疗的利弊充分说明，此时解释治疗结局应较容易沟通。保守治疗的优点是避免贸然手术将误诊结果扩大化，缺点是有可能因卵巢缺血时间过长，无法保留卵巢功能。况且患者就诊时右下腹痛已有 1 天余，卵巢有可能已经缺血坏死，急诊手术也无法保留该侧卵巢功能。

病例点评

卵巢肿物蒂扭转是常见的妇科急腹症，发生率为 9%～17%。好发于瘤蒂长、中等大、密度不均、活动度良好的肿瘤，如畸胎瘤。常在患者突然改变体位时，或妊娠期、肠蠕动、膀胱充盈或排空、咳嗽等腹压骤变时发生。常有急性腹痛、恶心及呕吐等典型症状。发生扭转后血流受阻，卵巢及肿瘤发生坏死变为紫黑色，可破裂、继发感染。有时不全扭转也可自然复位，腹痛随之缓解。蒂扭转一经确诊，应尽快行手术治疗。但是，尽早手术以保留卵巢功能只是理论上的目标，能否实现与病程长短、扭转状态等因素均密切相关。通过医生与患方的充分沟通，使患方能更加客观地认识疾病的演变过程，对可能出现的治疗结局做好心理准备。

患者当日输液后自行离院，后未及时就诊。妇科超声结果支持卵巢肿物蒂扭转的诊断，急诊行剖腹探查术，因右附件（卵巢及输卵管）已缺血坏死，故予切除。患方由此产生不满情绪，质疑治疗方案及结果，对医生的处理提出投诉。回顾本病例诊治过程，如果医生在患者初次就诊时，能够与患方充分沟通，详细交代卵巢肿物蒂扭转的疾病转归、处理方案的选择及利弊、保守治疗的注意事项，以及后续检查的及时性及重要性，使患者在心理上有所准备，当器官坏死的结局出现时，对于患方提出延误治疗的质疑是可以与其沟通解释的，也许就能避免最终引发的医患纠纷。

医生在接诊患者询问病史时，首先应理解患者就诊时的急切心情，态度温和，做到不急不躁、有条不紊，取得患者的信任。体格检查时应言语和蔼、动作轻柔，缓解患者的紧张情绪。经过了询问病史、体格检查，医生对于患者就诊的主要病因应有一个初步的判断，并有技巧地告知患者。本例患者有急性腹痛，尿妊娠试验阴性，在除外妊娠相关急腹症后，腹部 B 超提示盆腔包块，结合患者生命体征及血常规结果，考虑卵巢肿物蒂扭转可能性大，阑尾脓肿待除外。但在未能明确诊断前，应该有技巧地告知患者病情，选择何种处理方案受益最大，为进一步明确诊断还需哪些检查结果。针对本例患者情况，更推荐首选保守治疗，等待妇科超声结果再决定下一步处理。因患者腹痛时间较长，如果确实为卵巢肿物蒂扭转，立即手术也不能确保保留卵巢功能。而假如为阑尾脓肿，此时有明显症状，属于炎症急性期，不适宜立即手术处理，而抗感染保守治疗后再行手术，治疗效果更好。

急腹症是临床常见病，也正是因为这个“急”字，致使在临床处理中容易忽略一些细节，而这些细节往往决定着医患间信任的程度，甚至直接影响治疗结局。人类社会不断发展进步，但仍有很多未知领域。所以，医疗活动本身就具有一定的不可预知性，疾病的病因、病程经过、治疗效果、最终转归等，都具有不可控性。因此，在诊疗过程中，如何让患者对病情不可预知的结果能够顺理成章地接受，充分的医患沟通非常重要。医务人员如果能在实施医疗活动之前，将医疗行为的效果、可能出现的并发症、医疗措施的局限性、疾病转归及可能出现的风险等与患方进行充分沟通，让患者全面了解医疗活动背景再做出决定。当出现不理想的结局时，患方多数能够理解和正确对待，得以尽可能规避医疗纠纷。所谓“磨刀不误砍柴工”，在患者病情允许的前提下，医患间充分沟通信任是医疗活动顺利进行的保障，也是诊疗成功的必备条件。

（姚远洋　王建六）

第十二章　发热、意识障碍

在临床工作中急危重症常常引发医疗矛盾与纠纷。老年人常存在多种基础疾病，病史时间较长，家属已接受患者患病的事实，能较为理智地接受疾病的转归，但年轻患者既往多体健，家属很难接受突发的急危重症，情绪激动，期望值高，此时临床沟通尤为重要。

患者女性，35岁，主因“间断发热20余天，意识障碍1天”于2013年5月7日14：25入院。

现病史：患者20余天无明显诱因间断出现发热，体温38～39℃，有“甲状腺部位”肿痛，有咽痛，有咳嗽，咳少量黄痰，偶有轻度头痛、乏力，当地医院疑诊为“甲状腺炎”，予抗感染治疗（具体不详）1周，病情无变化。2周前就诊于我院普外科、内分泌科、耳鼻喉科，实验室检查提示甲状腺功能大致正常，白细胞减低至约2×10^9/L，考虑诊断不除外“亚急性甲状腺炎”，予口服药物治疗（具体不详）2周，病情无变化。1天前22：30出现行为异常、言语混乱、情绪烦躁，诉头痛较为剧烈，有恶心，未呕吐，四肢活动度可。今晨3：00突发意识不清，不能唤醒，伴四肢抽搐1次，抽搐时牙关紧咬，口吐白沫，无大小便失禁，约15min抽搐好转，急救中心予地西泮（安定）镇静及退热补液治疗，无好转。今晨6：00就诊于我院，再发抽搐1次，表现同前。我院查血WBC 10.04×10^9/L、NE 87.5%，甲状腺功能3项示游离甲状腺素（FT_4）15.34pmol/L、游离三碘甲状腺原氨酸（FT_3）2.99pmol/L、促甲状腺激素（TSH）2.088μIU/ml。头颅CT示左侧基底核区脑梗死可能，予甲泼尼龙40mg静脉滴注（静滴）、美罗培南抗感染、醒脑静醒脑、依达拉奉清除氧自由基、艾司洛尔控制心室率，以及镇静、补液、保肝等对症治疗，为进一步诊治收入急诊监护病房。患者睡眠、饮食欠佳，近1周未排大便，小便如前，体重无明显变化。

既往史、个人史及家族史：平素心率约100次/分，近期有“淋巴结结核”患者接触史，无动物、家禽接触史，无昆虫叮咬史，无疫区旅居史。平素生活作息不规律，有吸烟史16年余，每日吸烟5～6支，有少量饮酒史7年余，10年前戒酒。过敏史不详。

入院查体：T 39℃，P 150次/分，R 45次/分，BP 155/91mmHg，血氧饱

和度（鼻导管吸氧 10L/min）100%。昏迷，双侧瞳孔等大等圆，直径 2.5mm，对光反射存在，压眶反射无，颈软，浅表淋巴结未及肿大。双肺呼吸音粗，未闻及干、湿啰音。心脏听诊律齐，HR 150 次/分，各瓣膜听诊区未闻及杂音。腹软，无压痛及肌紧张，肝脾肋下未触及，肠鸣音 2 次/分。双下肢无可凹性水肿。四肢肌张力减低，肌力 0 级，双侧肱二头肌、肱三头肌、膝腱反射未引出，双侧巴宾斯基征阳性。

入院前辅助检查（2013 年 5 月 7 日，于我院）：

血常规：WBC 10.04×10^9/L，NE 87.5%，Hb119g/L，PLT 241×10^9/L。

尿常规：比重 ≥1.030，pH 为 5.5，蛋白±，葡萄糖阴性，酮体阴性。

血气分析：pH 为 7.4，PO_2 70mmHg，PCO_2 37mmHg，HCO_3^- 22.9mmol/L，SO_2 94%。

DIC 全项：PT 12.1s，APTT 22.9s，*D*-二聚体 8080ng/ml。

生化：ALT 24U/L，AST 71U/L，γ-谷氨酰转移酶（GGT）102U/L，碱性磷酸酶（ALP）67U/L，白蛋白（ALB）35.6g/L，LDH 716U/L，肌酸激酶（CK）321U/L，TBIL 7.4μmol/L，DBIL 2.3μmol/L，CRE 71μmol/L，Glu 11.78mmol/L，Na^+ 129.8mmol/L，K^+ 3.57mmol/L，Cl^- 95.9mmol/L，Ca^{2+} 1.98mmol/L，IP 0.67mmol/L。

甲状腺功能 3 项：FT_4 15.34pmol/L，FT_3 2.99pmol/L，TSH 2.088μIU/ml。

心电图：大致正常。

头颅 CT：左侧基底核区脑梗死可能，请结合临床随诊。

- **家属询问：“大夫，我爱人什么情况？以前身体一直很好，怎么突然就昏迷了呢？还能醒吗？”**
- **医生回答：“患者很年轻，突发意识障碍，您的心情和疑问我们特别能理解，上级医师也高度重视，但目前还不能确定具体病因，我们会尽全力在最短时间内帮患者找到病因，能不能醒还得看患者具体是什么病及病情的严重程度。患者以前没得过什么大病，但是她平时生活作息很不规律，这次出现意识障碍前发热也有 20 多天了，一直没系统诊断治疗过，这些是否和这次昏迷有关目前还不明确，我们先给患者完善检查，如果有问题我们随时沟通。”**
- **患者病情危重，向家属交代在抢救中可能用到的有创抢救措施及其风险，家属均签字同意。**

问题 1：该病例的主要临床特点是什么？

问题 2：结合该患者发热、意识障碍最可能的原因是什么？还需完善哪些检查？

问题 3：年轻患者突发急症临床沟通有什么技巧？

沟通解答

问题 1：患者为青年女性，亚急性病程，临床表现主要为发热、精神行为异常、抽搐及意识障碍，院外可疑甲状腺疾病病史，血常规示白细胞及中性粒细胞百分比升高，头部 CT 示左侧基底核区脑梗死可能。既往胃溃疡病史，近期有“淋巴结结核”患者接触史。平素生活作息不规律，有吸烟、饮酒史。入院生命体征不平稳，昏迷，肌力、肌张力减退，生理反射消失，双侧巴宾斯基征阳性。

问题 2：

患者为青年女性，结合其病史、流行病学史及体格检查，发热、意识障碍可能原因考虑如下：

（1）中枢神经系统感染：患者为青年女性，有发热、意识障碍，痫性发作前有头痛、恶心，有淋巴结结核接触史，查体生理反射消失，双侧巴宾斯基征阳性，首先要注意有无中枢神经系统感染，需进一步完善脑脊液及头部 MRI 检查。该患者尚需注意有无感染性心内膜炎所致血源性感染播散或栓子脱落栓塞至脑引起的中枢神经系统感染，建议完善超声心动图协助寻找有无感染性心内膜炎证据。

（2）甲亢危象或甲状腺疾病所致脑病：患者发热时有“甲状腺部位”肿痛，高热，心率快，突发精神行为异常及意识障碍，首先要注意有无甲亢危象，门诊甲状腺功能检查暂不提示甲状腺功能亢进（甲亢），入院后复查甲状腺功能相关检查进一步协助判断。患者外院及我院门诊均考虑甲状腺炎不除外，亚急性甲状腺炎及桥本甲状腺炎所致脑病也需考虑。

（3）急性脑血管病：患者有吸烟饮酒史，意识障碍前有头痛、恶心，头部 CT 不除外左侧基底核区脑梗死可能，要警惕急性脑血管病所致的意识障碍，入院后完善头颅 MRI 进一步明确诊断。

（4）免疫系统疾病：引起神经系统损害的免疫系统疾病主要包括系统性红斑狼疮、干燥综合征、白塞病、血管炎等。该患者疾病进展迅速、病情危重，尤其要注意系统性红斑狼疮、血管炎，完善免疫球蛋白、抗核抗体、抗 dsDNA 抗体、心磷脂抗体、抗中性粒细胞胞质抗体（ANCA）、抗 SSA、抗 SSB 等免疫相关检查协助诊断。

（5）肿瘤：患者有发热及中枢神经系统损害，虽为年轻女性，也要注意有无肿瘤，包括颅内肿瘤、其他部位实体肿瘤、血液系统肿瘤等，完善头部 MRI、肿瘤标志物、腹部超声、胸片，必要时完善骨髓穿刺及其活检等检查以协助明确诊断。

问题 3：年轻患者既往多体健，患者家属很难接受患者患病的事实，特别是碰到危及生命的急症，家属情绪常比较激动。我们要换位思考，充分理解患者家属焦急的心情，让患者家属知道全体医生对患者的高度重视与竭力诊疗，以便于安抚家属激动的心情，使之能配合我们对患者的诊疗工作。年轻患者的家属通常对患者预后期望值很高，要试图降低家属的期望值。年轻患者社会压力大、生活欠规律，身体有些小问题常常不重视。我们向患者家属交代病情时要让家属知道患者不去看病未必就是健康的，让家属渐渐接受患者已患病这个事实。交代患者病情及预后时也一定要留有余地，避免使用绝对化的措辞，给患者家属一定的心理准备时间，同时也适当降低家属的期望值。向患者家属交代病情态度要诚恳，用通俗易懂的语言条理清晰地讲明患者的病情，争取在最短时间内建立起医生及家属之间的信任。

入院后予患者气管插管接呼吸机辅助呼吸，甘油果糖静滴脱水降颅压，依达拉奉静滴清除氧自由基，美罗培南抗感染，阿昔洛韦抗病毒，单唾液酸四己糖神经节苷脂钠静滴促进神经系统损伤恢复，艾司洛尔泵入控制心室率，并进行补液、保肝等支持治疗。患者入院当晚 18：00 出现双侧瞳孔不等大，2014 年 5 月 8 日晨查体双瞳孔直径左：右＝5mm：7mm，对光反射消失，心率、血压下降，考虑不除外脑疝。

入院后辅助检查结果如下：

血气分析：pH 7.46，PCO_2 32mmHg，PO_2 73mmHg，HCO_3^- 22.8mmol/L，SO_2 95％。

血常规：WBC 8.33×10^9/L，NE 94.0％，Hb 123g/L，PLT 268×10^9/L。

尿常规：比重 1.010，蛋白±，pH 6.0，（尿流式）WBC 27/μl，（尿流式）RBC 306/μl。

心肌损伤标志物：Myo 151.9ng/ml，CK-mb 及 TnI 正常。

B 型钠尿肽：正常。

DIC 全项：活化部分凝血活酶时间 24.8s，活化部分凝血活酶时间比率 0.89，*D*-二聚体 6500ng/ml。

肿瘤标志物：CA-125 73.62U/ml，神经元烯醇化酶 32.21ng/ml，CA15-3、甲胎蛋白、CA19-9 癌胚抗原、CY-FRA21-1 正常。

生化：谷丙转氨酶 24U/L，谷草转氨酶 83U/L，碱性磷酸酶 69U/L，转肽酶103U/L，乳酸脱氢酶843U/L，α-羟丁酸脱氢酶590U/L，肌酸激酶495U/L，白蛋白34.3g/L，TBIL 6.9μmol/L，DBIL 2.5μmol/L，白蛋白/球蛋白1.10，尿素3.13mmol/L，肌酐68μmol/L，尿酸486μmol/L，血糖11.28mmol/L，胆固醇4.99mmol/L，三酰甘油1.63mmol/L，高密度脂蛋白胆固醇0.70mmol/L，低密度脂蛋白胆固醇3.73mmol/L，钙1.74mmol/L，磷0.71mmol/L，钾5.28mmol/L，钠136.5mmol/L，氯101.4mmol/L，二氧化碳21.1mmol/L。

免疫球蛋白、补体、抗核抗体、抗dsDNA抗体、心磷脂抗体、ANCA、抗SSA、抗SSB阴性。

红细胞沉降率：21mm/h。

C-反应蛋白：45.70mg/L。

甲状腺功能：游离甲状腺素8.49pmol/L，游离三碘甲状腺原氨酸1.99pmol/L，三碘甲状腺原氨酸38.89ng/dl，甲状腺素6.0μg/dl，促甲状腺激素0.179μIU/ml，抗甲状腺球蛋白抗体＞500.0IU/ml，抗甲状腺过氧化物酶抗体269.7IU/ml。

血乙型肝炎病毒检测，抗丙型肝炎病毒（HCV），梅毒螺旋体血凝测定（TPHA），抗人体免疫缺损病毒（HIV）阴性。

肺炎支原体，衣原体，军团菌，巨细胞病毒抗原检测，EB病毒核酸扩增，腺病毒核酸扩增，单纯疱疹病毒IgM、IgG抗体，细小病毒B19IgM、IgG抗体阴性。

床旁胸片大致观察：双肺纹理增重，肺野透过度略减低，双下肺局部肺纹理模糊，右肺中野可见斑片影。双肺门不大，纵隔居中，心影横径不大。两膈面光滑，双侧肋膈角锐利。

床旁腹部超声：脾及左肾因体位影响显示不清。

床旁超声心动图：静息状态下心内结构及血流未见明显异常。

神经内科、神经外科、感染科、风湿免疫科、内分泌科、放射科专家会诊综合意见：考虑中枢神经系统感染可能性最大，病原体无法确定，需进行腰椎穿刺（腰穿）及头部MRI检查进一步明确诊断，但患者病情危重，气管插管接呼吸机辅助呼吸，不除外脑疝，腰穿或外出行头部MRI检查均有风险，需向家属交代相关检查的必要性及风险。

- **家属询问：“医生，都住进来1天了，做了这么多检查，到底是什么问题啊？”**
- **医生回答：“患者病情危重，我们在第一时间提请了全院专家的联合会诊，结合患者的症状、体征及目前的实验室检查，各位专家一致考虑中枢神经系统感染的可能性是最大的，需进行腰穿及头颅MRI检查进一步明确诊断。**

但患者病情危重，需呼吸机辅助呼吸，不除外脑疝，腰穿可能会进一步加重脑疝，此外头颅 MRI 需到放射科去做，转运途中仅有转运呼吸机，抢救设施不完全，患者可能呼吸心跳突然停止甚至死亡，所以最终还得家属决定是否同意这两项检查。”

- **家属询问：“医生，既然专家都说是这病了，就按这病治吧，还用检查吗？再说你们医生都不知道患者能不能去做，我们家属又不懂医，我们怎么选择啊？”**
- **医生回答：“专家会诊尽管有中枢神经系统感染的倾向，但还不能确诊，而且中枢神经系统感染也包含很多种病原体，不同病原体引起的中枢神经系统感染治疗方法也是不一样的。从医生确诊的角度考虑患者确实有必要完善这些检查，但这样高风险的检查我们必须尊重家属的意见。”**
- **家属询问：“医生，我们做了这些检查就能确诊了吗？要是还不能确诊怎么办？”**
- **医生回答：“目前脑脊液检查是确诊中枢神经系统感染最主要的手段，头颅 MRI 也是神经系统疾病影像学诊断最重要的检查，这两项检查对了解患者的病情有至关重要的作用。如果仍确诊不了，我们只能再想办法，但至少就目前情况而言，这两项检查是了解患者病情需要的，患者病情重我们腰穿操作会找经验丰富的高年资医生，外出检查我们都会有医生、护士陪同，争取把患者途中出现风险的概率降到最低。”**

问题 4：该患者有哪些表现（临床表现、辅助检查）提示中枢神经系统感染？
问题 5：腰穿的禁忌证有哪些？影像学对中枢神经系统感染的诊断意义是什么？
问题 6：对患者诊断具有重要价值的辅助检查如果风险很高，如何减少患者家属的顾虑以便尽量去完成？

沟通解答

问题 4：患者为青年女性，亚急性起病急性加重，有淋巴结结核患者接触史，以发热、头痛、恶心、精神行为异常、抽搐及意识障碍为主要临床表现，查体生理反射消失，病理征阳性，昏迷逐渐加重，出现脑疝表现，血中性粒细胞百分比、CRP升高，实验室检查结果无甲亢及自身免疫病提示。根据目前现有检查结果高度考虑中枢神经系统感染，但病原体无法确定。确诊需腰穿检查测颅压、脑脊液（CSF）常规、生化及病原学检测，同时需完善头颅MRI检查了解有无脑水肿、局灶性或弥漫性病变，并可协助除外急性脑血管病、颅内肿瘤及其他神经系统疾病。

问题5： 凡疑有颅内压升高者必须先做眼底检查，如有明显视盘水肿或有脑疝先兆者，禁忌穿刺。凡患者处于休克、衰竭或濒危状态以及局部皮肤有炎症、颅后窝有占位性病变者均禁忌穿刺。头颅CT扫描可无异常，头颅MRI对脑炎、脑脓肿、颅内寄生虫病的诊断意义较大。

问题6： 患者初来就诊，医生通过患者的症状、体征及当时的辅助检查常予以经验性治疗，但必须尽快完善相关检查争取尽早予患者特异性治疗。对于急危重的患者，很多检查都具有一定的风险性，需向家属充分交代检查的必要性及风险。对临床具有重要意义的检查常常会影响到患者的诊疗及预后。为增加患者家属做决定的信心，我们要向家属交代我们有什么措施能将患者检查过程中的风险降到最低。但不管这项检查对患者的诊疗具有多么重要的作用，我们也绝对不能代替患者家属做决定，否则出了问题我们无法向患者家属交代，容易产生纠纷。

2013年5月8日头颅MRI报告结果（见图12-1）：双侧脑实质弥漫肿胀，灰质为著，于T2加权像（T2WI）信号增高；双侧丘脑、基底核区及半卵圆中心、双侧额顶叶可见多发条、片状稍长T1长T2信号，液体衰减反转恢复序列（FLAIR）上呈高信号，其中双侧颞叶、左侧基底核区、左侧额叶病灶在弥散加权成像（DWI）上边缘呈环形高信号；小脑明显肿胀，小脑扁桃体位置下移，位于枕骨大孔下方。双侧脑室系统受压变窄。脑沟变窄，沿脑室系统室管膜FLAIR信号增高。中线结构居中。双侧颈内动脉系统及颅内静脉系统普遍流空信号减弱。双侧筛窦、蝶窦及上颌窦黏膜增厚。双侧乳突内可见多发点状长T2长T1信号。

头颅MRI诊断结论：脑实质半球弥漫肿胀并多发异常信号及枕骨大孔疝，考虑炎症（脑炎并脑室炎及脑膜炎，双侧颞叶、左侧基底核区、左侧额叶早期脑脓肿不除外）可能。双侧颈内动脉系统及颅内静脉系统普遍流空信号减弱，考虑脑组织肿胀压迫导致流速减慢所致可能，应警惕血栓形成。双侧筛窦、蝶窦及上颌窦炎。双侧乳突炎。

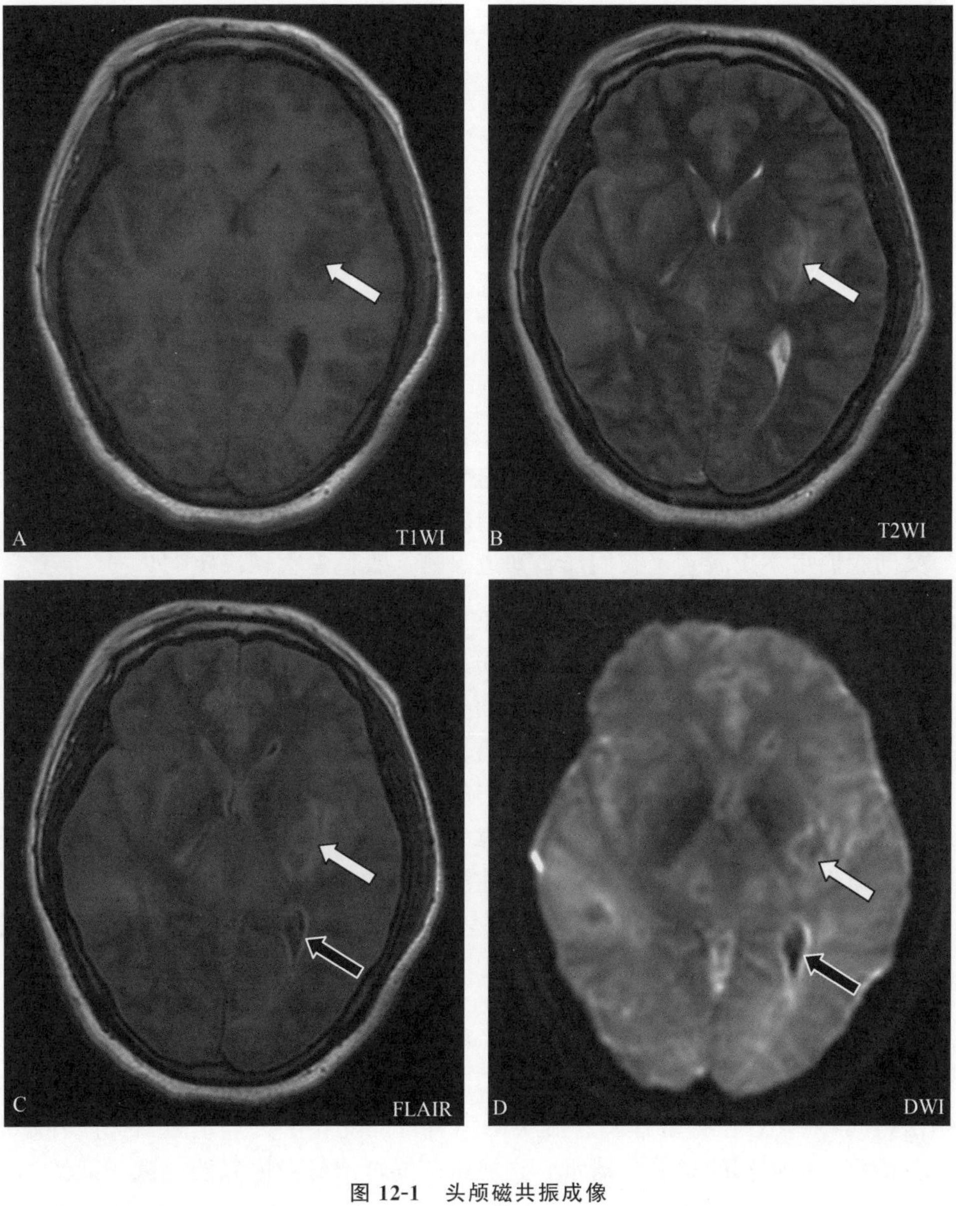

图 12-1 头颅磁共振成像

双侧丘脑、基底核区、额颞叶可见多发异常信号灶，呈 T1WI 低信号、T2WI 及 FLAIR 高信号、DWI 呈边缘环状高信号（白色箭头示左侧基底节区异常信号）。脑室系统室管膜呈 FLAIR 及 DWI 高信号（黑色箭头）

2013年5月8日脑脊液检查结果：脑脊液常规示，外观混浊，潘氏试验＋＋＋，总细胞4800/μl，白细胞22/μl，其中单核细胞占40%，多核细胞占60%。脑脊液生化示，微量蛋白4.87g/L，葡萄糖5.28mmol/L，氯145.3mmol/L。脑脊液细菌、隐球菌墨汁染色、病毒检测阴性。脑脊液髓鞘碱性蛋白25.87nmol/L。脑脊液免疫球蛋白G 1.1g/L。

神经内科专家会诊意见：结合患者病史及头颅MRI结果，考虑患者急性播散性脑脊髓炎可能性大，合并枕骨大孔疝，脑干及双侧小脑梗死，现无自主呼吸，病情危重，预后不良，可予甲泼尼龙500mg，每天1次、丙种球蛋白20g每天1次冲击治疗5天，观察病情变化。

- **家属询问：“大夫，专家会诊不是说感染吗，怎么又出来了一个病？到底哪个专家说得对啊？我们该信谁啊！这个病用激素治，那个病（中枢神经系统感染）又说激素会加重、扩散，你们都没确诊就乱治，诊断变来变去，现在又问我们用不用激素，我们都不知道啥病，我们怎么做决定啊！”**
- **医生回答：“您的心情我们非常理解，如果我是患者的家属，也会和您一样困惑，但是很多疾病我们单从经验和一些普通的检查，真的很难确诊，这也是之前我们为什么冒那么大的风险给患者完善头颅MRI及脑脊液的检查。急性播散性脑脊髓炎临床少见，只有高年资神经内科专家经验才相对多些，经过我院神经内科主任的帮助，我们仅用了2天的时间就考虑到这个病，对于这种临床少见病确实已经非常不容易了。在患者没有得到确定诊断前我们会根据患者最可能的诊断予以经验性治疗，是在为患者争取时间，不是没有倾向性的乱治。大剂量的激素对有些病来说是救命的，对有些病则是要命的，如果没有足够多的依据是不能用于常规的经验性治疗的，希望您能理解。”**
- **家属询问：“这个病按您说的治能治好吗？”**
- **医生回答：“急性播散性脑脊髓炎的患者可能受益于大剂量激素＋丙种球蛋白治疗，但咱们的患者病情重，进展快，能否治好我们只能说试一试。”**

问题7：急性播散性脑脊髓炎诊断要点是什么？
问题8：急性播散性脑脊髓炎鉴别诊断有哪些？
问题9：急性播散性脑脊髓炎主要治疗是什么？

问题 10：家属质疑医生诊断和治疗时应该如何向家属解释？

沟通解答

问题 7： 诊断要点包括①多见于儿童和青壮年，占 90%以上；②病前 1～4 周有病毒感染史或疫苗接种史，少数无明显诱因；③急性或亚急性发病，出现脑和脊髓多灶性弥漫性损害的症状和体征，病情进展快，单相病程；④头颅 CT 或 MRI 发现主要为白质病灶，脑脊液细胞数增高，蛋白质可增高；⑤激素和免疫球蛋白治疗有效；⑥排除病毒性脑炎、多发性硬化、中毒性脑病、多发脑梗死等疾病；⑦完全确诊需病理证实；⑧明确诊断后尽早行激素及丙种球蛋白、血浆置换等治疗，有明确疗效。该患者为青年女性，亚急性起病急性加重，出现神经系统损害表现前有 20 余天发热感染病史，病情进展迅速，昏迷进行性加重，迅速发展为脑疝。头颅 MRI 示多发异常信号影，累及白质，脑脊液蛋白质明显升高，且综合脑脊液常规、生化看不似典型细菌、真菌、病毒性中枢神经系统感染表现，脑脊液髓鞘碱性蛋白阳性。综上考虑急性播散性脑脊髓炎可能性大。

问题 8： 急性播散性脑脊髓炎需要与以下疾病进行鉴别诊断。

（1）病毒性脑炎：这两种疾病临床表现多样且相似而无特征性，该例患者外周血及脑脊液无病毒感染提示，脑脊液混浊、蛋白质明显增加，葡萄糖、氯化物也增多，不似病毒性脑炎。病毒性脑炎主要累及皮质、皮质下及基底核-丘脑区，少数累及白质，病灶较大（直径＞5cm 多见），呈斑片状、脑回样改变，强化多为斑片状或脑回样强化。急性播散性脑脊髓炎主要发生于侧脑室周围及额顶、颞枕叶白质区，少数累及皮质，病灶较小（直径＜5cm 多见），呈斑点状、斑片状改变，强化多为环形、斑点状强化，无脑回样强化等 MRI 表现。该患者头颅 MRI 示多发异常信号影，累及白质，考虑急性播散性脑脊髓炎可能性大。

（2）急性吉兰-巴雷综合征：急性吉兰-巴雷综合征病前 1～3 周有受凉、发热，进行性肌力减弱，腱反射减弱或消失，主观感觉障碍重，可有脑神经受损，脑脊液蛋白-细胞分离，但无脑实质、脑膜、脊髓受累。该患者出现神经系统损害表现前有 3 周左右的发热史，要注意鉴别此病，但该患者突发精神行为异常、抽搐及意识障碍等表现，无进行性加重的运动、感觉障碍，且头颅 MRI 有脑实质、脑膜受累证据，可排除此诊断。

（3）急性脑梗死：急性脑梗死多见于中老年人，多有原发性高血压、糖尿病等病史，颅内病变分布符合血管解剖分布。该患者虽为青年女性，且无高血压、糖尿病等病史，但因其有长期吸烟饮酒史，突发意识障碍时我们也要鉴别急性脑梗死。但患者发病前有感染史，头颅 MRI 示颅内病变分布相对广泛，不符合血管解剖分布，与急性脑梗死不符。

（4）脑转移瘤：脑转移瘤病变周围水肿及占位效应较明显，增强扫描后明显强化；实验室检查，如红细胞沉降率、肿瘤标记物、甲胎蛋白等常有异常，多可找到原发肿瘤证据。该患者无原发性肿瘤提示，红细胞沉降率无明显升高，且头颅 MRI 未见明显转移瘤表现，可除外。

（5）桥本脑病：桥本脑病又称自身免疫性甲状腺炎相关的激素反应性脑病，患者通常甲状腺功能正常或只有轻度甲状腺功能减退，甲状腺抗体［尤其是甲状腺过氧化物酶（TPO）］异常升高为其血清学特点。其诊断要点包括①脑病表现，意识水平下降或认知功能下降；②血清甲状腺自身抗体异常升高；③脑脊液排除各种病原体感染。如患者对激素反应良好则更支持此诊断。无特异的影像学改变，脑萎缩较为常见，部分患者仅有散在的小点状脱髓鞘病灶，此外也可呈广泛多发的脱髓鞘改变。而该例患者甲状腺功能示 FT_3、FT_4、TSH 均降低考虑与感染或应激相关，甲状腺抗体以抗甲状腺球蛋白抗体升高为主，突发意识障碍，病情进展迅速，头颅 MRI 示脑水肿明显，多发异常信号影，与桥本脑病不符。

问题 9：糖皮质激素被认为是急性脑脊髓炎的一线治疗药物，但药物种类、剂量和减量方法至今尚未统一。对于不能耐受糖皮质激素治疗、存在禁忌证或治疗效果欠佳的患者，可选择静脉注射丙种球蛋白，其为二线治疗药物。血浆置换疗法主要对体液免疫产生调节作用，可清除病理性抗体、补体和细胞因子，用于对糖皮质激素治疗无反应的急性暴发性中枢神经系统脱髓鞘疾病，隔日行血浆置换疗法，共 5～7 次。

问题 10：当我们所掌握的临床数据不同时，常出现临床诊断与初步诊断不相符的情况。首诊一名患者，我们一定会先考虑常见病、多发病，后考虑少见病、罕见病。但家属和医生不同，他们对所有疾病都是陌生的，无法知道什么病是多发病，什么病是少见病，如果更换诊断，患者家属很容易对医生产生质疑、误解。此时，我们一定要以“非专业”的眼光去看问题，充分理解患者家属的心情，及时地并相对通俗地向家属交代更换诊断的原因。而且，更改诊断时一定要慎重，避免改来改去，从而引起家属的疑虑。家属的习惯性思维就是医生，尤其是专家一看到患者立刻就能知道患者是什么病，怎么治。其实这是不可能的，经验再丰富的专家也不可能达到如“神医”的水平。加之患者住院，家属心情焦灼，度日如年，尽管我们已经“快马加鞭”地帮助患者解决问题，家属仍觉得医生慢。这都是可以理解的，我们医生一定要控制住情绪，不能被家属的情绪左右，平和、耐心地向家属解释各种问题，要随时向家属报告患者病情的进展及医生为患者诊断治疗所做的努力。我们向家属报告我们的工作，不是表示我们有多辛苦，而是让家属知道医生也在努力，进而理解医生，信任医生，减少矛盾发生。患者家属的依从性的提高最终受益的还是患者。

患者入院经积极脱水降颅压、清除氧自由基、促进神经系统损伤恢复、抗细菌、抗病毒及对症支持治疗，持续深昏迷，生命体征不平稳。在家属同意的前提下，2013 年 5 月 9 日起予甲泼尼龙 500mg 每天 1 次、丙种球蛋白 20g 每天 1 次冲击治疗 5 天，病情无好转停用激素＋丙种球蛋白，于 2013 年 5 月 19 日 16：38 临床死亡。家属对患者的死亡表示理解，对医生的耐心细致及尽心尽力的抢救表示感谢。

病例点评

急性播散性脑脊髓炎（acute disseminated encephalomyelitis，ADEM）是一种免疫介导的、临床表现多样、广泛累及中枢神经系统白质的特发性炎症脱髓鞘疾病。多数在以下三种情况下发生：①感染后，多见于病毒感染，如麻疹、水痘、风疹、腮腺炎等；②疫苗接种后，常见狂犬疫苗，其次为牛痘、百日咳、流感疫苗等；③少数可无明确诱因，称特发或自发性。ADEM 发病率为（0.4～0.8）/100 000，在儿童中的发病年龄中位数为 4.5～7.5 岁，成年人的发病年龄中位数为 33.5 岁，冬春季节多见，前驱事件（感染或疫苗接种）与 ADEM 发病一般间隔 2～30 天，有 1/3 的儿童和 1/2 的成年人没有感染或疫苗接种史。病理改变以散发于脑或脊髓内的多发性脱髓斑块为特征。临床表现以高热、意识障碍、痫性发作、烦躁不安、肢体瘫痪及进行性加深的昏迷为特点，来势恶险，病死率高。根据感染或疫苗接种后急性起病的脑实质弥漫性损害，脑膜受累和脊髓炎症状、脑脊液中单核细胞增多、脑电图广泛中度异常、CT 或 MRI 显示脑和脊髓内多发散在病灶等可做出临床诊断。脑脊液正常或表现为白细胞计数、蛋白质定量升高，聚合酶链反应（PCR）检测阴性，寡克隆区带（OCB）多为阴性或短暂性阳性，24h 鞘内 IgG 合成率增加。MRI 是最重要的临床诊断工具，T2WI 和 FLAIR 序列表现为片状边界不清的高信号，多发、双侧不对称；病灶累及范围广泛，包括皮质下、半卵圆中心、双侧大脑半球灰白质交界区、小脑、脑干和脊髓；丘脑和基底核易受累，病灶多不对称；胼胝体和脑室旁白质较少受累，这些部位病变更易出现在多发性硬化患者，11%～30%可出现强化病灶。有关儿童 ADEM 的研究表明，有 57%～94%的患儿可完全康复，死亡病例极少，死亡原因以病灶伴出血或颅内高压为主；康复时间为 0.25～6 个月，遗留神经功能缺损症状的患者可表现为运动障碍、感觉异常、视力损害、认知功能减退、癫痫发作等。对比儿童和成人预后发现，成人病死率（12%）远高于儿童（1%），且很少能完全康复。

在临床工作中急危重症常常引发医疗矛盾与纠纷。老年人常存在多种基础疾病，病史时间较长，家属已接受患者患病的事实，能较为理智地接受疾病的转归，但年轻患者既往多体健，家属很难接受突发的急危重症，情绪激动，期望值高，此时临床沟通尤为重要。结合这个病例，简单总结为如下几点：

（1）尽快让家属接受患者已患病的事实，尽可能降低患者家属对疾病转归的期望值。充分向家属交代患者既往虽“健康”，但存在很多危险因素，这些可能都是患者发病的基础。交代患者病情及预后时也一定要留有余地，避免使用绝对化的措辞，令患者家属有一定的心理准备，使患者家属的期望值适度降低。

（2）向患者家属交代病情时注意把握专业与通俗的分寸，态度诚恳，保持冷静，要体现出全体医生对该患者的重视与竭尽全力，让患者家属信任医生，从而能配合医生的诊疗工作，争取尽快明确诊断，并予以最合适的治疗。

（3）对患者诊断有重要意义的检查如果可能使患者原有病情加重或存在死亡风险，医生一定要充分向患者家属交代其必要性、风险，千万不能擅自为家属做决定，这样家属能有充分的心理准备来面对各种结果，这也是对患者家属最起码的尊重。在患者家属犹豫不定，而该项检查又对患者的诊疗至关重要时，要将我们在降低患者检查风险中能做的告诉家属，如由高年资、经验丰富的医生来从事某些操作，患者检查途中有医生、护士陪伴等等，这些都会增加患者家属做出决定的信心。从专业的角度给患者家属一个选择的倾向性与替患者家属做决定性质是完全不一样的。

（4）经验再丰富的医生，也不可能一眼看出患者的所有问题，随着疾病的进展及一些辅助检查结果的回报，我们可能实时会修正诊断，一定要及时与患者家属沟通，不仅要沟通结果，还要交代更改诊断的理由依据。医疗问题对于社会上大多数人来说都是陌生的，我们一定要以“非专业”的眼光，换位思考，切忌反反复复修改诊断，否则极容易引起患者家属对医生的误解与质疑。

（5）医生对于年轻的急危重症患者常常是格外重视的，投入了大量的精力，加班、加点地工作，甚至回到家还在查文献。我们在与患者家属沟通过程中也要将整个医疗团队所付出的努力向患者家属渗透，不是表示我们有多辛苦，而是让家属知道医生的努力，从而理解医生，信任医生，提高家属的依从性，尽量避免矛盾，最终使患者的诊疗受益。很多时候，仅仅“默默无闻”是不够的。

（6）最后，也是最关键的，我们一定要每时每刻都注意提高自己的学术水平与临床能力，尽全力运用自己所学的知识，运用医院所有资源，为患者解决问题，还患者健康。作为医生，在目前医疗水平能达到的层次上，我们不要因为自己的不负责给患者及其家属留下遗憾。医者，仁心良术，不可偏废其一。

（刘雅芬　郭　维　郭　阳）

附录　临床检验项目正常值范围表

序号	项目名称	英文缩写	标本类型	检验方法	参考区间/临床决定值
1	全血细胞分析		全血	电阻抗＋流式法	N/A
	白细胞	WBC	全血	流式法	$(3.5\sim9.5)\times10^9$/L
	淋巴细胞百分比	LY%	全血	计算	20%～50%
	单核细胞百分比	MO%	全血	计算	3.0%～10%
	中性粒细胞百分比	NE%	全血	计算	40%～75%
	嗜酸细胞百分比	EO%	全血	计算	0.4%～8.0%
	嗜碱细胞百分比	BA%	全血	计算	0.0%～1.0%
	淋巴细胞绝对值	LY#	全血	流式法	1.10～3.20
	单核细胞绝对值	MONO#	全血	流式法	0.10～0.60
	中性粒细胞绝对值	NEUT	全血	流式法	1.80～6.30
	嗜酸细胞绝对值	EO#	全血	流式法	0.02～0.52
	嗜碱细胞绝对值	BA#	全血	流式法	0.00～0.06
	红细胞	RBC	全血	液压聚焦法	男性 $(4.3\sim5.8)\times10^{12}$/L； 女性 $(3.8\sim5.1)\times10^{12}$/L
	血红蛋白	HGB	全血	SLS-血红蛋白法	男性 130～175g/L； 女性 110～150g/L
	血细胞比容	HCT	全血	液压聚焦法	男性 40%～50%； 女性 35%～45%
	平均红细胞体积	MCV	全血	计算	82～100fl
	平均红细胞血红蛋白含量	MCH	全血	计算	27～34pg
	平均红细胞体积分布宽度	RDW-C	全血	计算	0%～15%
	平均红细胞血红蛋白浓度	MCHC	全血	计算	316～354g/L

续表

序号	项目名称	英文缩写	标本类型	检验方法	参考区间/临床决定值
	平均红细胞体积分布宽度	RDW-S	全血	计算	40～53fl
	血小板	PLT	全血	液压聚焦法	(125～350) $\times 10^9$/L
	平均血小板体积	MPV	全血	计算	6.8～13.5fl
	血小板压积	PCT	全血	计算	0.11%～0.27%
	血小板分布宽度	PDW	全血	计算	9.0～17.0 fl
	大血小板体积	P-LCR	全血	计算	N/A
2	网织红细胞计数		全血	光学法	N/A
	网织红细胞绝对值	RET#	全血	仪器法	(0.024～0.084) $\times 10^{12}$/L
	网织红细胞百分比	RET%	全血	仪器法	0.5%～1.5%
3	尿液干化学分析		尿液	化学法	N/A
	葡萄糖	GLU	尿液	试带法	阴性
	尿胆原	URO	尿液	亚硝基铁氰化钠法	阴性
	比重	S.G	尿液	试带法	1.003～1.030
	酮体	KET	尿液	试带法	阴性
	尿潜血	BLD	尿液	过氧化物酯酶法	阴性
	胆红素	BIL	尿液	试带法	阴性
	白细胞	WBC	尿液	重氮偶联法	阴性
	蛋白质	PRO	尿液	pH 试纸法	阴性
	亚硝酸盐	NIT	尿液	仪器法	阴性
	酸碱度	pH	尿液	仪器法	5.0～8.0
4	尿液沉渣分析		尿液	流式法	N/A
	尿白细胞	WBC	尿液	流式法	男 0～9/μl；女 0～14/μl
	尿红细胞	RBC	尿液	流式法	男 0～12/μl；女 0～24/μl
	完整红细胞百分比		尿液	流式法	N/A
	红细胞信息		尿液	流式法	N/A

续表

序号	项目名称	英文缩写	标本类型	检验方法	参考区间/临床决定值
	细菌	BACT	尿液	流式法	男 0～42/μl；女 0～930/μl
	酵母细胞数量	YLC	尿液	流式法	0
	结晶数量	X'TAL	尿液	流式法	0～100/μl
	精子数量	SPERM	尿液	流式法	0
	小圆上皮细胞数量	SRC	尿液	流式法	N/A
	上皮细胞	EC	尿液	流式法	男 0～4/μl；女 0～23/μl
	黏液丝	MUS	尿液	流式法	N/A
5	尿液显微镜检查		尿液	人工	N/A
6	凝血酶原时间及活动度	PT	全血	凝固法	9.8～13.1s
7	活化部分凝血活酶时间	APTT	全血	凝固法	25.4～38.4s
8	纤维蛋白原	FIB	全血	Clauss 法	200～400mg/dl
9	*D*-二聚体定量	*D*-dimer	全血	免疫比浊	0～250ng/ml
10	纤维蛋白原降解产物	FDP	全血	免疫比浊	0～5.0μg/ml
11	红细胞沉降率	ESR	全血	动态血沉检测	男 0～15/H；女 0～20/H
12	胸腹水常规		胸腹水	人工	N/A
13	脑脊液常规	CSF	脑脊液	人工	N/A
14	便常规		便	人工	N/A
15	潜血	OB	便/呕吐物	免疫胶体金	阴性
16	快速 C-反应蛋白	CRP	全血	比色法	0～10 mg/L
17	谷丙转氨酶	ALT	血清或血浆	速率法	男性 9～50U/L； 女性 7～40U/L
18	谷草转氨酶	AST	血清或血浆	速率法	男性 15～40U/L； 女性 13～35U/L

续表

序号	项目名称	英文缩写	标本类型	检验方法	参考区间/临床决定值
19	碱性磷酸酶	ALP	血清或血浆	AMP 法	青少年：0～15 岁，42～390U/L；16～18 岁，52～171U/L 男性：＞19 岁，45～125U/L 女性：19～49 岁，35～100 U/L；＞50 岁，50～135U/L
20	转肽酶	γ-GT	血清或血浆	速率法	男性 10～60U/L； 女性 7～45U/L
21	乳酸脱氢酶（血）	LDH	血清或血浆	速率法（L-P）	109～245U/L
22	葡萄糖	GLU	血清或血浆 脑脊液	己糖激酶法	血清或血浆： 3.30～6.10mmol/L； 脑脊液：2.50～4.50 mmol/L
23	总胆固醇	CHO	血清或血浆	胆固醇 氧化酶法	2.90～6.20mmol/L
24	三酰甘油	TG	血清或血浆	酶法	0.45～1.70mmol/L
25	尿素	Urea	血清或血浆	脲酶法	血清或血浆： 2.80～7.20 mmol/L
26	肌酐	CRE	血清或血浆	酶法	血清或血浆： 男性 59～104μmol/L； 女性 45～ 84μmol/L
27	尿酸	UA	血清或血浆	尿酸酶法	血清或血浆： 男性 208～428μmol/L； 女性 155～357μmol/L；
28	肌酸激酶	CK	血清或血浆	速率法	血清或血浆： 男性 56～244U/L； 女性 43～165U/L
29	钾	K	血清或血浆	ISE 间接法	血清或血浆： 3.50～5.30 mmol/L
30	钠	Na	血清或血浆	ISE 间接法	血清或血浆： 137.0～147.0 mmol/L
31	氯	Cl	血清或血浆	ISE 间接法	血清或血浆： 99.0～110.0 mmol/L

续表

序号	项目名称	英文缩写	标本类型	检验方法	参考区间/临床决定值
32	钙	Ca	血清或血浆	偶氮胂Ⅲ法	血清或血浆： 2.20～2.65mmol/L
33	磷	IP	血清或血浆	磷钼酸法	血清或血浆： 0.81～1.45 mmol/L
34	二氧化碳	CO_2	血清或血浆	酶法	22.0～29.0 mmol/L
35	总蛋白	TP	血清或血浆	双缩脲	65～85g/L
36	白蛋白	ALB	血清或血浆	溴钾酚绿	40～55g/L
37	α-羟丁酸脱氢酶	HBD	血清或血浆	速率法	72～182U/L
38	总胆红素	TBIL	血清或血浆	钒酸盐	3.0～21.0 μmol/L
39	结合胆红素	DBIL	血清或血浆	钒酸盐	0～7.0 μmol/L
40	高密度脂蛋白胆固醇	HDL-C	血清或血浆	直接法	1.03～1.55mmol/L
41	低密度脂蛋白胆固醇	LDL-C	血清或血浆	直接法	1.90～4.10mmol/L
42	超敏 C-反应蛋白	HsCRP	血清	胶乳免疫 透射比浊法	0～3mg/L
43	前白蛋白	PALB	血清	免疫透射比浊法	男性 160～450mg/L； 女性 150～380mg/L
44	血氨	NH_3	血浆	微弥散法	9～47μmol/L
45	淀粉酶	AMY	血清或血浆	酶法	血清或血浆：0～220U/L
46	胆汁酸	TBA	血清	循环酶法	0～10 μmol/L
47	唾液酸	SA	血清	酶动力学法	45～76 mg/dl
48	脂肪酶	LIP	血清	酶显色法	5.6～51.3U/L
49	肌酸激酶 同工酶 MB	CK-MB mass	血浆	化学发光法	0～5.0μg/L
50	肌钙蛋白	TnI	血浆	化学发光法	0～0.034μg/L
51	肌红蛋白	MYO	血浆	化学发光法	男性 15.2～91.2μg/L； 女性 11.1～57.5μg/L
52	α-岩藻糖苷酶	AFU	血清	比色法	0～40U/L

续表

序号	项目名称	英文缩写	标本类型	检验方法	参考区间/临床决定值
53	载脂蛋白 AⅠ	ApoAⅠ	血清	免疫透射比浊法	100～160 mg/dl
54	载脂蛋白 B	ApoB	血清	免疫透射比浊法	60～110 mg/dl
55	镁	Mg	血清	XB-I 法	0.70～1.05mmol/L
56	铜	Cu	血清	比色法	11～24μmol/L
57	锌	Zn	血清	比色法	10.7～17.7μmol/L
58	同型半胱氨酸	HCY	血浆	酶法	0～15μmol/L
59	胱抑素 C	CysC	血清	微粒子增强免疫比浊法	0.00～1.16mg/L
60	糖化白蛋白	GA	血清	酶法	11%～16%
61	腺苷脱氨酶	ADA	血清	酶法	4.0～22.0U/L
62	胆碱酯酶	CHE	血清	甲基噻吩甲酰硫代胆碱法	203～460 IU/L
63	B 型钠尿肽	BNP	血浆	化学发光法	0～100.0 pg/ml
64	乙型肝炎表面抗原	HBsAg	血清	化学发光微粒子免疫分析	<0.05 IU/ml
65	丙型肝炎抗体	Anti-HCV	血清	化学发光微粒子免疫分析	S/CO：<1.00，阴性；1.00～5.00，灰区；>5.00，阳性
66	梅毒特异性抗体	TP Ab	血清	化学发光微粒子免疫分析	S/CO：<1.00，非反应性；≥1.00，反应性
67	HIV 抗原/抗体	HIV Ag/Ab	血清	化学发光微粒子免疫分析	S/CO：<1.00，非反应性；≥1.00，反应性
68	鳞状上皮细胞癌抗原	SCC	血清	化学发光微粒子免疫分析	0～1.5 ng/ml
69	甲胎蛋白	AFP	血清	电化学发光	0～7.0 ng/ml
70	癌胚抗原	CEA	血清	电化学发光	0～4.7 ng/ml
71	前列腺特异抗原	PSA	血清	电化学发光	0～4.0 ng/ml
72	游离前列腺特异抗原	FPSA	血清	电化学发光	参考 f-PSA/t-PSA

续表

序号	项目名称	英文缩写	标本类型	检验方法	参考区间/临床决定值
73	CA19-9	CA19-9	血清	电化学发光	0～39 U/ml
74	CA125	CA125	血清	电化学发光	0～35 U/ml
75	CA15-3	CA15-3	血清	电化学发光	0～25 U/ml
76	CA72-4	CA72-4	血清	电化学发光	0～6.9 U/ml
77	神经元特异性烯醇化酶	NSE	血清	电化学发光	0～16.3 ng/ml
78	骨胶素 CYFRA21-1	CYFRA21-1	血清	电化学发光	＜3.3 ng/ml
79	免疫球蛋白 E	IgE	血清	电化学发光	≥16 岁，＜100IU/ml； 0～9 岁，＜100 IU/ml； 10～15 岁，＜200 IU/ml
80	白细胞介素-6	IL-6	血清	电化学发光	0～7.0 pg/ml
81	CT-A 肿瘤标志物	CP2	血清	ELISA	≤35. 0 U/ml
82	血清 CA242	CA242	血清	ELISA	0～20.0 U/ml
83	心磷脂抗体	ACL	血清	ELISA	≤10 U/ml
84	抗 dsDNA 抗体	dsDNA	血清	ELISA	＜25 IU/ml
85	抗核抗体	ANA	血清	间接免疫荧光	＜1：40
86	抗线粒体抗体	AMA	血清	间接免疫荧光	阴性
87	抗胃壁细胞抗体	APCA	血清	间接免疫荧光	阴性
88	抗平滑肌抗体	ASMA	血清	间接免疫荧光	阴性
89	抗着丝点抗体	ACA	血清	间接免疫荧光	阴性
90	抗 SSA	SSA	血清	免疫印迹法	阴性
91	抗 SSB	SSB	血清	免疫印迹法	阴性
92	抗 SM	SM	血清	免疫印迹法	阴性
93	抗 Rib	Rib	血清	免疫印迹法	阴性
94	抗 U1RNP	U1RNP	血清	免疫印迹法	阴性
95	抗 Scl-70	Scl-70	血清	免疫印迹法	阴性

续表

序号	项目名称	英文缩写	标本类型	检验方法	参考区间/临床决定值
96	抗 Jo-1	Jo-1	血清	免疫印迹法	阴性
97	抗线粒体-M2	AMA-M2	血清	免疫印迹法	阴性
98	抗肝肾微粒体-1	LKM-1	血清	免疫印迹法	阴性
99	抗肝细胞溶质抗原-1	LC-1	血清	免疫印迹法	阴性
100	免疫球蛋白 A	IgA	血清	免疫比浊法	0.82～4.53 g/L
101	免疫球蛋白 G	IgG	血清	免疫比浊法	7.2～16.8 g/L
102	免疫球蛋白 M	IgM	血清	免疫比浊法	0.46～3.04 g/L
103	抗链球菌溶血素"O"	ASO	血清	免疫比浊法	＜116 IU/ml
104	类风湿因子	RF	血清	免疫比浊法	＜20 IU/ml
105	C-反应蛋白	CRP	血清	免疫比浊法	＜8 mg/L
106	补体 C3	C3	血清	免疫比浊法	0.79～1.52 g/L
107	补体 C4	C4	血清	免疫比浊法	0.16～0.38 g/L
108	β2 微球蛋白	β2-MG	血清	免疫比浊法	1.0～3.0 mg/L
109	α1-抗胰蛋白酶	AAT	血清	免疫比浊法	88.0～174.0 mg/dl
110	α1-酸性糖蛋白	AAG	血清	免疫比浊法	51.0～117.0 mg/dl
111	结合珠蛋白	HPT	血清	免疫比浊法	36.0～195 mg/dl
112	铜蓝蛋白	CER	血清	免疫比浊法	22.0～58.0 mg/dl
113	转铁蛋白	TRF	血清	免疫比浊法	2.02～3.36 g/L
114	血气及代谢测定	BG	动脉血	N/A	N/A
	pH 值	pH	动脉血	分压计法	7.35～7.45
	氧分压	pO_2	动脉血	电流法	83～108 mmHg
	二氧化碳分压	pCO_2	动脉血	分压计法	35～48 mmHg
	总二氧化碳	TCO_2	动脉血	计算法	22.0～29.0 mmol/L
	钠	Na^+	动脉血	分压计法	136～145 mmol/L
	钾	K^+	动脉血	分压计法	3.4～4.5 mmol/L
	钙	Ca^{2+}	动脉血	分压计法	1.15～1.35 mmol/L

续表

序号	项目名称	英文缩写	标本类型	检验方法	参考区间/临床决定值
	葡萄糖	Glu	动脉血	电流法	3.3～5.36 mmol/L
	血细胞比容	Hct	动脉血	传导法	35%～51%
	血红蛋白	Hb	动脉血	计算法	11.7～17.4 g/dl
	乳酸	Lac	动脉血	电流法	0.5～2.2 mmol/L